MUDANÇAS CEREBRAIS DEVIDO A PSICOTERAPIA

ALTERAÇÕES NOS PADRÕES ENERGÉTICOS CEREBRAIS, QUANTIFICADOS POR ELETROENCEFALOGRAFIA QUANTITATIVA (QEEG), DEVIDO AO PROCESSO PSICOTERAPÊUTICO COGNITIVO COMPORTAMENTAL

Catalogação na Fonte
Elaborado por: Josefina A. S. Guedes
Bibliotecária CRB 9/870

P641m	Pilling, Sergio
2023	Mudanças cerebrais devido a psicoterapia : alterações nos padrões energéticos cerebrais, quantificados por eletroencefalografia quantitativa (qEEG), devido ao processo psicoterapêutico cognitivo comportamental / Sergio Pilling. - 1. ed. - Curitiba : Appris, 2023. 199 p. ; 21 cm. Inclui referências. ISBN: 978-65-250-4401-9 1. Psicoterapia. 2. Estimulação cerebral. 3. Plasticidade cerebral. 4. Eletroencefalografia. 4. Python (Linguagem de programação de computador). I. Título. . CDD - 616.891

Catalogação na fonte elaborada por: Josefina A. S. Guedes - Bibliotecária CRB 9/870

Editora e Livraria Appris Ltda.
Av. Manoel Ribas, 2265 – Mercês
Curitiba/PR – CEP: 80810-002
Tel. (41) 3156 - 4731
www.editoraappris.com.br

Printed in Brazil
Impresso no Brasil

Sergio Pilling

MUDANÇAS CEREBRAIS DEVIDO A PSICOTERAPIA

ALTERAÇÕES NOS PADRÕES ENERGÉTICOS CEREBRAIS, QUANTIFICADOS POR ELETROENCEFALOGRAFIA QUANTITATIVA (QEEG), DEVIDO AO PROCESSO PSICOTERAPÊUTICO COGNITIVO COMPORTAMENTAL

Appris editora

FICHA TÉCNICA

EDITORIAL	Augusto V. de A. Coelho Sara C. de Andrade Coelho
COMITÊ EDITORIAL	Andréa Barbosa Gouveia (UFPR) Jacques de Lima Ferreira (UP) Marilda Aparecida Behrens (PUCPR) Ana El Achkar (UNIVERSO/RJ) Conrado Moreira Mendes (PUC-MG) Eliete Correia dos Santos (UEPB) Fabiano Santos (UERJ/IESP) Francinete Fernandes de Sousa (UEPB) Francisco Carlos Duarte (PUCPR) Francisco de Assis (Fiam-Faam, SP, Brasil) Juliana Reichert Assunção Tonelli (UEL) Maria Aparecida Barbosa (USP) Maria Helena Zamora (PUC-Rio) Maria Margarida de Andrade (Umack) Roque Ismael da Costa Güllich (UFFS) Toni Reis (UFPR) Valdomiro de Oliveira (UFPR) Valério Brusamolin (IFPR)
SUPERVISOR DA PRODUÇÃO	Renata Cristina Lopes Miccelli
ASSESSORIA EDITORIAL	Milene Salles
REVISÃO	Sergio Pilling
PRODUÇÃO EDITORIAL	Renata Cristina Lopes Miccelli
DIAGRAMAÇÃO	Danielle Paulino
CAPA	Sergio Pilling
COMUNICAÇÃO	Carlos Eduardo Pereira Karla Pipolo Olegário Kananda Maria Costa Ferreira Cristiane Santos Gomes
LANÇAMENTOS E EVENTOS	Sara B. Santos Ribeiro Alves
LIVRARIAS	Estevão Misael Mateus Mariano Bandeira
GERÊNCIA DE FINANÇAS	Selma Maria Fernandes do Valle

À memória do tio Nandi (1963-2022),
que sempre viveu em seu universo particular.
Incompreendido por muitos, mas sempre querido por mim.

A mente que se abre a uma nova ideia jamais voltará ao seu tamanho original

Albert Einstein

AGRADECIMENTOS

O autor agradece inicialmente aos colegas que participaram do projeto de graduação no curso de psicologia da Univap, Selma Aparecida de Oliveira e Lívia Passos de Carvalho, bem como toda a equipe do SEPA (Serviço Escola de Psicologia da Univap) pelo apoio técnico. Adicionalmente, explicito aqui meu agradecimento a FVE/Univap pela bolsa de estudo fornecida sem a qual não seria possível obter o título de psicólogo. Um agradecimento especial é oferecido aos participantes dessa pesquisa por permitirem a obtenção dos dados preciosos para a realização desse trabalho. Agradeço carinhosamente aos amigos Marquinhos, Malheiro, Claudia, Kashi, Kamyar, Flavia, Israel, e muitos outros que não listei aqui, pelos bons momentos juntos e de trocas conhecimentos, de experiências e de vivências. Certamente, não poderia deixar de fazer meus agradecimentos às bandas KISS, AC-DC, Deep Purple, Pink Floyd, Led Zeppelin, Beatles, Cazuza/Barão Vermelho, Mamonas e Blitz pelas músicas que ouvi nesse período. Suas musicas deixaram a realidade mais vibrante e os dias de chuvas mais coloridos, além de servirem de inspiração para bons momentos de karaokê e contribuir para minha boa saúde mental. Agradeço ainda aos colegas Kety Melo, Mariana Pavan e Paulo Nascimento pela as conversas e conhecimento trocado em diversas áreas, principalmente sobre a técnica de Neurofeedback e eletroencefalografia quantitativa (qEEG). Um agradecimento super especial a minha companheira Carla pela paciência e apoio durante e meu período de estudo noturno no curso de psicologia da Univap e de escrita do projeto de graduação que depois resultou nesse livro. Sem a companhia da Carla esse livro nunca poderia ser escrito. Agradeço também a meus pais que me permitiram estudar em boas escolas e me deram todo carinho do mundo. Por fim, agradeço com muito carinho a minha orientadora do projeto de graduação e professora do curso de psicologia, Dra. Christiana Strauss, pela inspiração, instrução e excelentes conversas científicas.

APRESENTAÇÃO

O processo psicoterapêutico, além de promover mudanças na interpretação do mundo, gerando uma melhor qualidade psíquica e bem-estar aos pacientes, também induz mudanças estruturais no cérebro devido a sua habilidade chamada plasticidade cerebral e a conexão mente-cérebro. Nesse livro, resultado de um projeto de graduação aprovado com nota máxima para o título de bacharel em psicologia na Universidade do Vale do Paraíba (Univap), identificamos, quantificamos e discutimos as mudanças fisiológicas no cérebro, induzidas pela psicoterapia na abordagem da terapia cognitiva comportamental (TCC). A técnica de imagem utilizada para a quantificação das mudanças cerebrais foi a eletroencefalografia quantitativa (qEEG), uma técnica indolor, não-invasiva, rápida e valor financeiro baixo. O estudo foi feito dentro dos padrões de qualidade, ética, sigilo e segurança definidos pela instituição e pelo concelho de psicologia e permitiu quantificar as mudanças nos padrões energéticos cerebrais de voluntários, comparando seus mapeamentos cerebrais qEEG obtidos antes e depois de 12 sessões de psicoterapia (após a última sessão). Tais mudanças estão associadas, por exemplo, com a diminuição de ondas lentas no córtex pré-frontal, aumento de ondas medias na parte posterior-direita etc. A quantificação dessas mudanças cerebrais (medidas diretas e objetivas), associadas às mudanças subjetivas experimentadas pelos pacientes durante o processo psicoterapêutico, permitirá que pessoas em atendimentos psicoterapêuticos entendam melhor o seu processo de "cura" agindo assim com reforçador positivo e agente de psicoeducação e, eventualmente também, ajudando na prevenção de recaídas. Esperamos que o leitor aprecie o material e que o texto aumente ainda mais sua curiosidade e interesse na área de neurociências e psicologia, essenciais para o nosso entendimento do mundo e de nos mesmos. O texto original do projeto de graduação foi adaptado para o presente formato para oferecer ao leitor uma melhor experiência ao tema. Boa leitura!

Prof. Dr. Sergio Pilling

PREFÁCIO

Uma das perguntas que faço aos meus alunos durante a graduação, na tentativa de que futuros psicólogos encontrem sentido em disciplinas de Neurofisiologia e Psicofarmacologia, é a pergunta que permeia toda a história da psicologia e que permanece até os dias de hoje sem uma resposta concreta. *Por que nossas intervenções funcionam?* Em outras palavras, como se dá a cura pela fala? Tenho o costume de provocar os alunos parafraseando Jung ao afirmar que de nada adianta conhecer todas as teorias e dominar todas as técnicas sem antes... Ora, deixemos a alma de lado, por enquanto! De nada adianta ser um bom psicólogo sem antes saber como o seu trabalho funciona!

Se você está lendo este texto, não deve ser novidade para você a existência de inúmeras evidências na literatura que comprovam a eficácia da psicoterapia, principalmente da terapia cognitivo-comportamental, para problemas que vão desde a ansiedade, depressão, transtornos da personalidade, insônia, adicção e dificuldades nos relacionamentos. De fato, desde suas propostas iniciais, a psicoterapia cognitivo-comportamental vem demonstrando ser um modelo consistente, em contínuo processo de amadurecimento, para o tratamento de diferentes condições psiquiátricas. Em função dessas evidências muitos estudantes e profissionais tem buscado aprender os fundamentos e as técnicas da terapia cognitivo-comportamental.

Entretanto, deixe-me adivinhar, além de saber da existência dessas evidências, você se interessa em saber como a maquinaria biológica habilita a mente e mais especificamente deseja entender como pode a psicoterapia produzir alterações cognitivas e comportamentais a ponto de promover equilíbrio e bem-estar onde antes só existiam desajustes, dor e sofrimento. Certo? Ouso dizer que, se você se interessou pela capa do livro, termos como psicofisiologia, neuroquímica, neuroimagem, neuropatologia, psicofarmacologia, genética, epigenética, neurobiologia, neuropsicologia e neuroplasticidade não soam tão estranhos para você. Se sua resposta é sim, então, juntamente com o autor, você faz parte dos poucos (eu disse poucos, não loucos!) que se preocupam com o que acontece com o alvo das intervenções – o cérebro.

Mais do que desbravar o funcionamento do cérebro na alegria e na tristeza, na saúde e na doença, na riqueza e na pobreza, o grande avanço das neurociências se une hoje ao vasto corpo de conhecimento da ciência psicológica para lançar luz sobre os fenômenos psíquicos e trazer explicações sobre como a psicoterapia se revela biologicamente. E o livro que você tem em mãos faz parte dessa saga.

Em estudo realizado como trabalho de graduação do curso de Psicologia da Universidade do Vale do Paraíba – Univap, o qual tive o prazer de orientar, foram comparados os padrões energéticos cerebrais (frequência e amplitude das ondas), obtidos com a técnica de eletroencefalografia quantitativa (qEEG) de grupos de pacientes antes e depois do término final de sessões de psicoterapia cognitivo-comportamental.

Já nos capítulos iniciais, a relação mente-cérebro é apresentada enfatizando a neuroplasticidade como mecanismo responsável pelas modificações cerebrais produzidas por nossas experiências, sejam elas externas como o aprendizado de um novo movimento como internas como a ressignificação de uma lembrança. É, portanto, por meio da neuroplasticidade, fenômeno amplamente estudado atualmente, que se dá o efeito da psicoterapia no cérebro.

Nos capítulos seguintes, após uma detalhada descrição dos percursos da pesquisa e dos aspectos metodológicos experimentais, a técnica de qEEG é minuciosamente explicada. Se você é um leitor menos familiarizado com o tema, ficará feliz com os gráficos e ilustrações que facilitam o entendimento da qEEG, assim como dos resultados obtidos.

Nesse estudo pioneiro no Brasil, foram realizadas ainda comparações entre as mudanças nos padrões energéticos cerebrais e avaliações de aspectos subjetivos, de personalidade e de queixas apresentadas, e os resultados apontam para um futuro promissor nessa linha de investigação. Assim, não é exagero afirmar que o presente relato abre portas para uma série de estudos na área das neurociências.

Para além da técnica, o autor perspicazmente propõe que a quantificação das mudanças cerebrais permite não só entender a neurobiologia dos processos psicopatológicos, mas contribui para a eficácia do tratamento uma vez que se mostra como evidência da mudança, tanto para o paciente como para o terapeuta. Ao se deparar com as alterações nos padrões cerebrais, somadas às modificações comportamentais e emocionais, o paciente entende melhor seu percurso de melhora. A técnica age, então, como reforçador positivo, agente de psicoeducação, contribuindo também na prevenção de recaídas. Já para o terapeuta, a qEEG pode nortear a definição de objetivos e auxiliar na avaliação da qualidade de sua prática clínica. Dessa forma, pacientes e psicoterapeutas têm, com o emprego da qEEG, um recurso altamente eficiente.

Assim, caro leitor, a partir de agora, quando você estiver diante de seu paciente, de seu psicoterapeuta ou de qualquer evento na vida, se questione sobre o que está acontecendo com o seu cérebro. E não se contente com respostas vazias, o autoconhecimento envolve muito mais do que ter consciência daquilo que sentimos ou dos pensamentos que passam pela nossa cabeça, envolve literalmente conhecer e dominar o que nos permite sentir, pensar e caminhar para mudança.

Boa leitura!

Profa. Dra. Christiana Villela de Andrade Strauss

SUMÁRIO

1

INTRODUÇÃO

A mente humana e o funcionamento do cérebro têm nos fascinado desde a antiguidade, revelando-se como sistemas de alta complexidade e interligados. Estes temas têm sido motivo de grande interesse e estudo, pois são fundamentais para compreendermos melhor o nosso comportamento e a nossa forma de pensar. Para iniciarmos nossa navegação na temática abordaremos nesse capítulo introdutório, os seguintes tópicos: a conexão mente-cérebro, a propriedade de plasticidade cerebral e neurociência, o processo psicoterapêutico e os estudos já realizados na literatura sobre os efeitos da psicoterapia no cérebro. Na sequência apresentaremos de forma estruturada, a justificativa para a realização dessa pesquisa, sua hipótese base e os principais objetivos dessa investigação científica.

1.1 Conexão mente-cérebro e a plasticidade cerebral

A conexão mente-cérebro é um dos assuntos mais antigos da história da humanidade, remontando ao século III a.C. O médico romano Galeno (130-200 dC.) acreditava que as manifestações da mente eram armazenadas em partes específicas do cérebro, como os ventrículos cerebrais. Ele associou a imaginação, intelecto e memória à matéria cerebral (LENT, 2021). Embora as definições possam ser confusas, a conexão mente-cérebro tem sido estudada desde a antiguidade e continua a ser um assunto de grande interesse até os dias de hoje. Dentre os estudos atuais dentro da temática envolvendo as relações entre mente-cérebro destacam-se alguns trabalhos, tais como os de GOLDAPPLE *et al.* (2004), BARRETT (2009), ASCOLI (2013), GLANNON (2015),

GLUCKSMAN (2016) e MOREIRA-ALMEIDA *et al.* (2018). Essa temática tem inspirado cientistas e norteado diversas pesquisas dentro da área das neurociências.

A neurociência experimental surgiu com as pesquisas de Franz Joseph Gall, por volta dos anos 1850, que eram conhecidas como Frenologia. Esta atribuía diferentes traços de personalidade a áreas específicas do crânio. Foi somente nos anos 1970 que o termo Neurociência foi usado pela primeira vez. Após 1990, técnicas de visualização do funcionamento cerebral, como a Ressonância Magnética (RM), foram amplamente empregadas nessa área de conhecimento (RIBEIRO, 2018).

De acordo com Lent (2021), foi à combinação das novas técnicas de imageamento funcional com a técnica mais antiga de avaliação clínica de pacientes neurológicos que possibilitou recentemente dois grandes avanços, surpreendente relacionados um com o outro: A elaboração de hipóteses testáveis sobre a geração de emoções e da consciência pelo cérebro. Além disso, com as técnicas de imageamento foi possível comprovar a capacidade do cérebro de mudar e se adaptar devido à experiência, sendo cunhado um termo especial pra isso, a neuroplasticidade (ou plasticidade cerebral). Entende-se aqui que "experiência" também se refere a interpretações de mundo e a formas de pensar e se relacionar com o mundo. Lent (2021) reforçou ainda que a neuroplasticidade está ligada a propriedade do sistema nervoso de alterar a sua função ou a sua estrutura em resposta às influências ambientais que o atingem.

A neuroplasticidade é um termo abrangente que se refere à capacidade do cérebro de mudar, reorganizar ou desenvolver redes neurais. Isso pode envolver alterações funcionais devido a danos cerebrais ou alterações estruturais devido ao aprendizado. A plasticidade refere-se à maleabilidade ou capacidade de mudança do cérebro. Assim, a neuroplasticidade permite que as células nervosas mudem ou se ajustem. Nesse contexto, essa função cerebral a reorganização de caminhos sinápticos, a criação de novas conexões e, em alguns casos, até criar novos neurônios. Nesse momento, é oportuno salientar ao leitor que existem dois tipos principais de neuroplasticidade: A plasticidade funcional é a capacidade do cérebro de mover funções de uma área danificada do cérebro para outras áreas não danificadas. A plasticidade estrutural é a capacidade do cérebro de realmente mudar sua estrutura física como resultado do aprendizado (MATEOS-APARICIO & RODRÍGUEZ-MORENO, 2019).

Segundo Doidge (2018), a plasticidade cerebral existe desde o berço e continua até a idade avançada (embora com menos intensidade) permitindo a obtenção de melhoras radicais no nosso funcionamento cognitivo (como aprendemos, pensamos, percebemos e nos lembramos). Quando a aprendizagem ocorre de uma forma coerente com as leis que regem a plasticidade cerebral, a "maquinaria" mental do cérebro pode ser aprimorada, e assim aprendemos e percebemos com maior precisão, velocidade e retenção. O autor pontua ainda que em diversos tipos de experimento, observa-se que o córtex cerebral refina seletivamente suas capacidades de processamento para se adaptar a cada tarefa e, isto não é simplesmente aprender, mas sim sempre é aprender a aprender.

1.2 O processo psicoterapêutico

O processo psicoterapêutico tem mostrado ao longo de séculos sua eficácia possibilitando modificações consideráveis no comportamento humano por meio de modificações no cérebro CORDIOLI e GREVET (2018). A psicoterapia pode ser definida como uma intervenção para modificar problemas de natureza emocional, cognitiva e comportamental. Dessa forma, a psicoterapia como campo de estudo assume que o homem é passível de modificação e transformação. Através das observações objetivas e cuidadosas do comportamento humano seria possível formular conjecturas possíveis dentro de um processo, sobre o que alguém ou nós mesmos faríamos em determinadas circunstâncias e a essas mudanças também se manifestam, nas estruturas cerebrais devido à plasticidade cerebral em ligado a psicoterapia destacando nessa pesquisa a TCC — Terapia Cognitiva Comportamental (BECK, 2013)

A TCC, desenvolvida no ano de 1960 por Aaron Beck, propôs a construção de uma psicoterapia estruturada baseada em evidências e orientada para soluções de problemas atuais com foco na modificação dos comportamentos disfuncionais, reformulando os processos cognitivos com enfoque na atenção, memória, percepção, linguagem e com mudanças das crenças, a TCC também está apoiada em uma consideração e compreensão de cada indivíduo e aplicação de método de questionamento socrático e psicoeducação estruturada, buscando produzir e modificar os processos cognitivos, tais como, pensamentos racionais, soluções de problemas, crenças nucleares, dessa forma objetivando uma modificação emocional produzindo comportamentos duradouros e adequados (BECK, 2013). Em vista disso a interligação da TCC e neurociência proporcionam um diálogo entre mente e cérebro, realizando influência e modificação na plasticidade cerebral.

Segundo Couto *et al.* (2013), as modificações psicológicas promovidas pela TCC foram relacionadas à alteração da atividade metabólica neuronal nas áreas do giro do cíngulo e córtex frontal. HAYES & HOFMANN (2020) destaca ainda que a necessidade de o profissional estar baseado em evidências multifacetadas terá sempre a possibilidade em ultrapassar a prática do possível, sugerindo a criação de ambientes corteses para poderem facilitar a psicoterapia.

1.3 Estudos anteriores sobre o efeito da psicoterapia no cérebro

Inúmeras pesquisas na literatura científica têm mostrado através de imagens cerebrais principalmente usando ressonância magnética funcional (fRMN), tomografia por emissão de pósitrons (PET), Ressonância Magnética (RM) entre outras, que a psicoterapia produz mudanças no cérebro associadas à redução dos sintomas dos pacientes. Um dos primeiros trabalhos, de revisão reportados nessa linha foi o de LINDEN (2006). Esse estudo, utilizando psicoterapia na abordagem cognitiva comportamental (TCC) para tratar sintomas associados aos transtornos obsessivo-compulsivos (TOC), fobias e depressão, revelou que a psicoterapia gera mudanças nas imagens cerebrais utilizando técnicas de imagem funcional diversas. Segundo o autor, no caso do TOC, a intervenção psicoterapêutica levou a diminuição do metabolismo no núcleo caudado e uma correlação diminuída do córtex bilateral orbitofrontal com o caudado ipsilateral e o tálamo. No caso de fobia, o efeito da psicoterapia comprovado pelas imagens (principalmente a fRMN) foi o decréscimo de ativação das áreas límbicas e paralímbicas, em particular, a diminuição da ativação da amígdala. No caso da depressão, o autor pontuou ainda que, os resultados da psicoterapia nas imagens funcionais do cérebro revelaram um resultado ainda pouco consistente (devido a pouca pesquisa realizada até a época da publicação) mostrando em alguns casos, um aumento e em outros casos uma diminuição no metabolismo do córtex pré-frontal.

Na figura 1.1 apresento ilustrações com a nomenclatura de algumas de regiões cerebrais. Essas regiões, importantes para o estudo e descrição do funcionamento cerebral e também de uso na técnica de eletroencefalografia (EEG), serão discutas com mais detalhes adiante.

Figura 1.1 - Ilustração de regiões cerebrais importantes (córtex pré-frontal e sistema límbico) para o entendimento do EEG (painel a). Nomenclatura de algumas de regiões cerebrais (painel b).

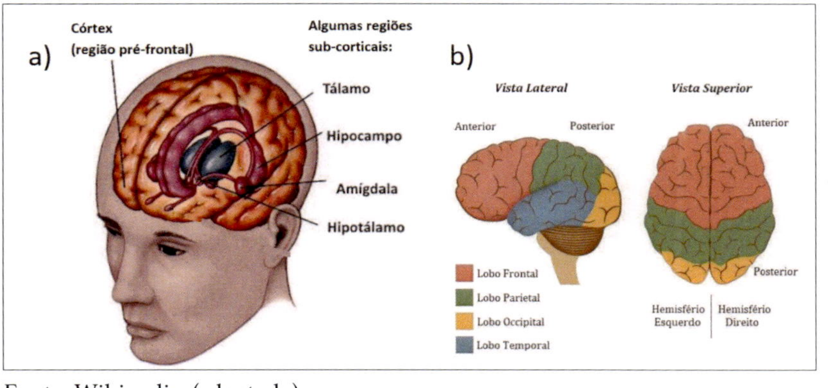

Fonte: Wikipedia. (adaptado)

BUCHHEIN *et al.* (2012) realizou um estudo utilizando 16 pacientes com depressão maior tratados com psicoterapia psicodinâmica por 15 meses (sem uso de substâncias psicotrópicas) onde foram tomadas imagens cerebrais por fRMN antes e após a psicoterapia. Os autores concluíram o estudo afirmando que os pacientes mostraram uma maior ativação na parte anterior esquerda hipocampo / amígdala, cingulado subgenual e córtex pré-frontal medial antes do tratamento e uma redução nessas áreas após 15 meses. Esta redução foi associada com melhora na depressão especificamente, e de forma geral na medial córtex pré-frontal com melhora dos sintomas. THORSEN *et al.* (2015) em um artigo de revisão utilizando informações de 16 artigos na área, mostrou como a neuroimagem (principalmente usando imagens funcionais como a fRMN, e menos frequente usando imageamento por ressonância magnética e eletroencefalografia EEG) permitem compreender os efeitos da psicoterapia em pacientes com TOC.

De acordo com os trabalho de Furmark *et al.* (2002), sobre o efeito da psicoterapia Cognitivo-Comportamental sobre o funcionamento cerebral em pacientes com fobia social, identificou-se uma redução significativa da atividade de áreas límbicas, como a amígdala e o hipocampo, bem como de outras estruturas adjacentes ao lobo temporal devido ao processo psicoterapêutico.

Além das técnicas de imagens funcionais de grande resolução espacial, outras técnicas de imagens (de baixa resolução espacial, mas com grande resolução temporal) como a eletroencefalografia quantitativa (qEEG) tem sido utilizada para detectar ou quantificar alguns tipos de transtornos mentais como, por exemplo, no caso de depressão (CAI *et al.*, 2018; HENRQUES & DAVISON, 1991), e TOC (ANDREOU *et al.*, 2013). Adicionalmente, segundo Cai *et al.* (2018), o uso de EEG em pacientes deprimidos mostra que a intensidade do sinal (potência absoluta) na frequência de Teta pode ser utilizada para monitorar a depressão. Adicionalmente, HENRIQUES & DAVIDSON (1991) mostraram num estudo utilizando EEG (com olhos fechados), que a atividade no hemisfério esquerdo em pacientes deprimidos é significativamente menor do que em um paciente normal.

Um outro estudo, também utilizando a técnica de EEG para quantificar resultados objetivos no cérebro em pacientes com TOC submetidos a terapia comportamental em conjunto da medicação sertralina, os autores observaram uma pequena redução da amplitude do sinal total no córtex pré-frontal esquerdo (ANDREAOU *et al.* 2013). Contudo, os autores pontuam que experimentos adicionais precisam ser feitos para verificar o real efeito da psicoterapia, e da psicoterapia em conjunto da sertralina no cérebro humano.

De forma resumida o sinal EEG é uma gravação espontânea da atividade elétrica rítmica dos neurônios cerebrais (também chamado padrões energéticos cerebrais) abaixo do couro cabeludo (escalpo). A frequência do sinal EEG pode é comumente dividida em 5 bandas de onda: Delta (<4 Hz), que normalmente aparece no sono de ondas lentas de um adulto; Teta (4-8 Hz), que é geralmente encontrado quando alguém está com sono; Alfa (8-14 Hz), que normalmente é detectado quando alguém está relaxado; Beta onda (14-30 Hz), que usualmente aparece quando alguém está pensando ativamente; e Gama (30-50 Hz), que poderia aparecem durante a meditação. Os sinais de EEG sofrem mudanças na amplitude, bem como na frequência, embora seja diferente mental as tarefas são realizadas (LIANG *et al.*, 2006, ANDERSON *et al.*, 1998, MILLAN *et al.*, 2002, HARMONY *et al.*, 1996). Veremos mais detalhes sobre esses temas nos capítulos posteriores.

Pelos artigos descritos acima, observamos que técnica de qEEG, apesar de não permitir a investigação com alta resolução espacial e ao nível molecular ou celular, tem grande potencial para quantificar a evolução de mudanças cerebrais (mudanças nos padrões energéticos cerebrais incluindo as suas diferentes frequências, suas difernte intensidades e seus padrões de conectividade do sinal neuronal) durante o tratamento psicoterapêutico.

1.4 Justificativa da pesquisa

É conhecido que o processo psicoterapêutico, além de promover mudanças na interpretação do mundo, gerando uma melhor qualidade psíquica e bem-estar aos pacientes, também induz mudanças estruturais devido à plasticidade cerebral (BECK, 2013; CALLEGARO, 2007). Nesse projeto pretendemos quantificar as mudanças nos padrões energéticos cerebrais (frequência e intensidade do sinal neuronal) utilizando a um equipamento de eletroencefalografia quantitativa qEEG. A quantificação dessas mudanças cerebrais permitirá que os pacientes que fazem psicoterapia entendam melhor o seu processo de "cura" e dessa forma, a ferramenta desenvolvida aqui servirá como um reforçador positivo e agente de psicoeducação e, eventualmente também os ajudarão na prevenção de recaídas.

1.5 A hipótese de trabalho

A hipótese do presente trabalho foi a presença de alterações nos padrões de ondas cerebrais devido ao processo psicoterapêutico e que essas mudanças poderiam ser identificadas e quantificadas com um aparelho de eletroencefalograma quantitativo (qEEG) após os indivíduos terem realizado uma certa quantidade de psicoterapia.

1.6 Os objetivos da pesquisa

Este trabalho pioneiro em território nacional buscou desenvolver uma ferramenta para mapear os efeitos quantitativos no cérebro decorrentes do processo psicoterapêutico na abordagem da Terapia Cognitivo-Comportamental (TCC). A técnica de imagem empregada, eletroencefalografia quantitativa (qEEG) é uma técnica indolor, não invasiva, rápida e barata (como se fosse uma fotografia). Nessa pesquisa pretendeu-se, além de quantificar as regiões cerebrais mais modificadas durante o processo psicoterapêutico, comparar as mudanças subjetivas experimentadas pelos pacientes com as mudanças objetivas observadas em seus cérebros (via mapeamentos de qEEG) após a psicoterapia.

Como objetivo principal, pretendeu-se estudar as alterações cerebrais em indivíduos que passaram pelo processo psicoterapêutico (~12 sessões de TCC) comparando seus padrões energéticos cerebrais (frequência e amplitude das ondas do sinal neuronal), obtidos com um aparelho de qEEG, em mapeamentos feitos antes e depois da conclusão do processo psicoterapêutico proposto. Como objetivo específico, pretendeu-se correlacionar a evolução dos padrões cerebrais (informações objetivas) com a evolução das queixas / melhora (informação subjetiva). Outro objetivo específico foi identificar a presença de diferenças quantitativas na evolução dos padrões cerebrais dependendo da queixa do paciente devido ao processo terapêutico além de se tentar quantificar a eficácia (ou velocidade) do processo terapêutico.

2

INTRODUÇÃO A TÉCNICA DE ELETROENCEFALOGRAFIA QUANTITATIVA (QEEG)

Apresentarei nesse capítulo, de forma breve, uma introdução a técnica de eletroencefalografia quantitativa (qEEG) e as principais frequências dos sinais elétricos cerebrais. A leitura desse capítulo perimirá uma navegação mais confortável ao longo da metodologia e dos resultados desse trabalho.

2.1 Eletroencefalograma quantitativa (qEEG)

Eletroencefalografia (EEG) é um método de monitoramento eletrofisiológico que é utilizado para registrar a atividade elétrica do cérebro. Trata-se de um método normalmente não-invasivo, com eletrodos colocados no couro cabeludo, muito embora haja alguns métodos utilizados em aplicações específicas que são invasivos. Com essa técnica medimos as flutuações de tensão elétrica (voltagem) resultante da corrente elétrica (e iônica) ao longo dos neurônios cerebrais (CLANCY, 1988). A instrumentação principal utilizado nessa técnica é o aparelho de eletroencefalografia e o tipo de imagem (ou gráfico) que é produzido é chamado de eletroencefalograma. Geralmente utiliza-se a sigla EEG para todos esses termos, dependendo do contexto.

A decomposição do sinal elétrico neuronal medido pelo EEG em suas principais frequências em Hz, juntamente com suas características específicas de intensidade, fase e sincronia, possibilita uma interpretação mais precisa dos dados coletados. Além disso, permite o estudo das correlações encontradas em diferentes partes do cérebro. Geralmente esse procedimento de tratamento do sinal é feito utilizando-se softwares e procedimentos matemáticos específicos (ex. transformada rápida de Fourier, FFT). Quando fazemos esse tal processamento no sinal para quantificar as intensidades de cada uma das frequências contidas no sinal (ou faixa de frequências) a técnica EEG passa a ser chamada eletroencefalografia quantitativa (qEEG).

Apresento na figura 2.1 uma ilustração da técnica de EGG mostrando uma pessoa utilizando uma touca com diversos eletrodos, e ao lado, um desenho com os sinais neuronais medidos (painel a). No painel b vemos um exemplo de sinal típico oriundo de um dos elétrodos da touca de mapeamento e um diagrama esquemático da decomposição do sinal do EEG nas principais faixas de frequência, exemplificando assim, a técnica qEEG.

Figura 2.1 - Ilustração da técnica de EGG mostrando a touca com os eletrodos e os sinais medidos (painel a). Exemplo de sinal típico oriundo de um dos elétrodos da touca de mapeamento (painel b). Diagrama esquemático da decomposição do sinal do EEG nas principais faixas de frequências.

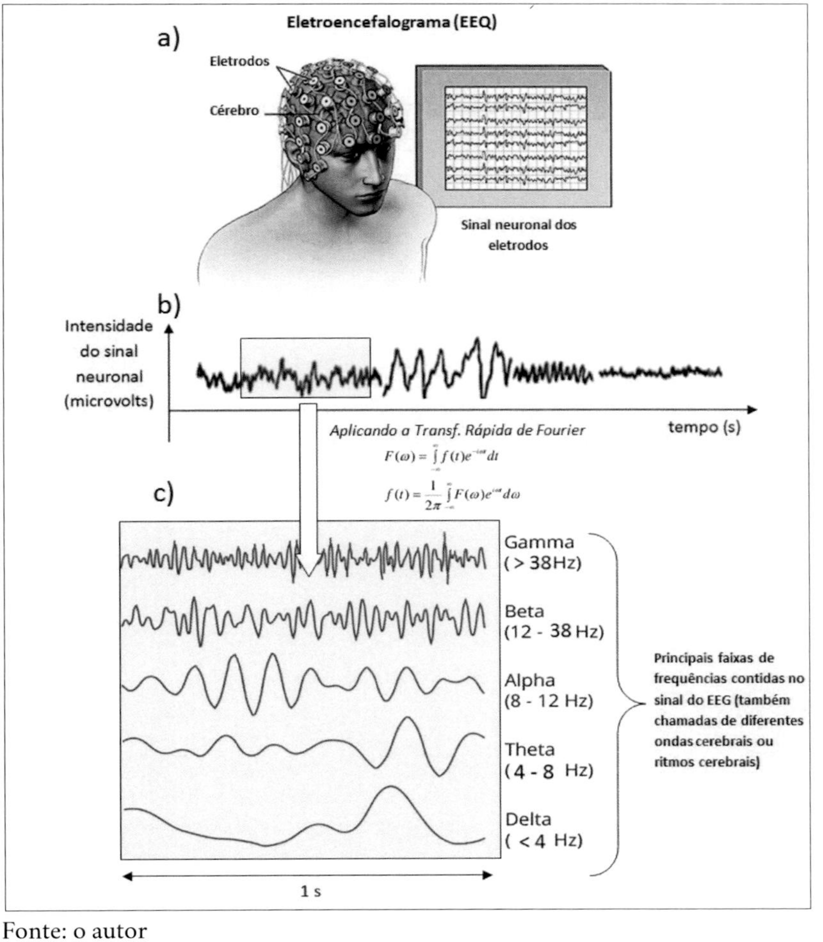

Fonte: o autor

O sinal elétrico (geralmente em microvolts) medido pelo equipamento nos diversos pontos monitorados reflete a atividade elétrica subjacente, em particular, a atividade elétrica dos neurônios piramidais no cérebro. Quando os neurônios piramidais disparam potenciais de ação, eles geram campos elétricos que se propagam através dos tecidos cerebrais circundantes e que podem ser detectados na superfície do couro cabeludo por meio de eletrodos de EEG.

A formação do sinal de EEG envolve a atividade coletiva de um grande número de neurônios piramidais, que disparam em sincronia. Quando muitos neurônios piramidais disparam em sincronia, eles geram um campo elétrico macroscópico que pode ser detectado na superfície do couro cabeludo. A forma e a amplitude desse sinal dependem da localização e da orientação dos neurônios piramidais envolvidos, bem como da sincronização de suas atividades. Vale ressaltar ainda que o sinal de EEG é uma representação da atividade elétrica do cérebro que é medida na superfície do couro cabeludo. Esse sinal é uma soma de atividades elétricas de muitos neurônios, e, portanto, não fornece informações detalhadas sobre a atividade elétrica de neurônios individuais.

Por fim, de forma resumida, o EEG mede a diferença de correntes que fluem durante a excitação sináptica dos dendritos de muitos milhares neurônios piramidais no córtex cerebral. A amplitude do sinal do EEG depende de quão sincrônica é a atividade dos neurônios subjacentes. A figura 2.2 mostra uma ilustração da produção do sinal neuronal (painel a) ao lado de uma fotografia de neurônios piramidais dentro do córtex cerebral (painel b).

O sinal mensurado pelo EEG é uma combinação de sinais elétricos com origem em diferentes partes do cérebro (tanto de regiões corticais como regiões abaixo do córtex cerebral (sub-corticais), como por exemplo, o tálamo, o hipocampo etc.) contendo muita informação sobre processos físico-químicos, fisiológicos e psíquicos.

Figura 2.2 - Ilustração da produção do sinal neuronal (painel a) e fotografia de neurônios piramidais dentro do córtex cerebral (painel b).

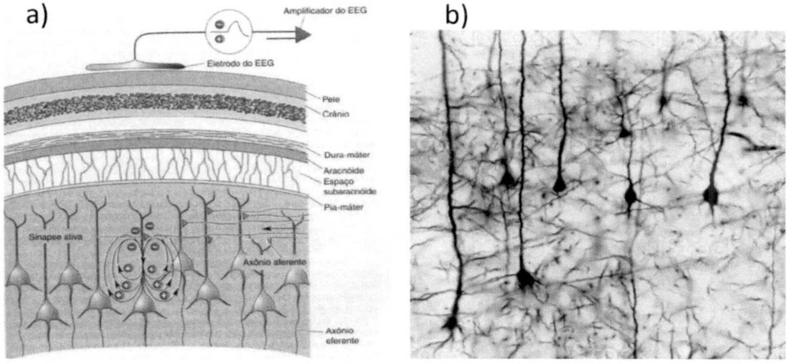

Fonte: BEAR *et al.* (2006) (painel a); https://www.istockphoto.com/br (painel b)

Podemos classificar as frequências do sinal neuronal em três tipos principais: as ondas lentas (abaixo de 8 Hz; ondas Delta e Teta), ondas médias (de 8 a 12 Hz, ondas Alfa) e ondas rápidas (acima de 12 Hz; Beta e Gama). Cabe salientar que faixa de frequências de cada uma dessas ondas pode variar um pouco dependendo do autor ou referencia bibliográfica. Veremos adiante quais processos psíquicos e fisiológicos estão correlacionados com cada uma dessas ondas.

A avaliação do funcionamento cerebral tem sido amplamente investigada na literatura em pesquisas, que utilizam o estudo das frequências cerebrais para comparar padrões entre cérebros saudáveis e disfuncionais. Essas comparações permitem o estudo de diferentes doenças cerebrais, além de analisar os efeitos de cada tipo de onda cerebral no cérebro. Algumas referências relevantes sobre o assunto são CLANCY (1988), BEAR *et al.* (2006), EVANS (2009) e DEMOS (2019).

De forma resumida podemos dizer que as frequências lentas do tipo Delta (< 4Hz) estão associadas a processos inconscientes como as envolvidas no sono profundo (reparador). Essas ondas, em geral, têm as maiores amplitudes observadas no sinal neuronal.

Acredita-se que elas sejam produzidas em regiões bem internas do cérebro, regiões subcorticais (ex. tronco cerebral, ponte e bulbo). As ondas lentas do tipo Teta (~ 4-8Hz) têm origem predominante no hipocampo e estão associadas a processos de meditação profunda, sonhos, e imaginação mental, processos de intuição e inspiração criativa. As ondas médias do tipo Alfa (~ 8-12 Hz) são predominantemente geradas na região subcortical, em particular no tálamo, e se empalham por todo o cérebro. Essas ondas geralmente estão associadas a processos conscientes, de registro e acesso à memória, de "estado de presença" (um tipo de meditação com foco mais amplo), pensamento positivo, aprendizado acelerado, momentos de criatividade e o chamado "estado de fluxo" (um tipo de estado metal de alta concentração e de grande eficiência cognitiva). Em cérebros funcionais essas ondas são dominantes na parte posterior-direita (atrás-direita).

Figura 2.3 - Exemplo de mapeamentos (ou diagramas de cabeças) qEEG. Painel a: Mapeamentos na frequência Alfa2 (10-12 Hz) em diferentes pontos (esquerda: valor absoluto do sinal, em microvolts; direita: valor relativo em comparação com as outras frequências, em percentual). Painel b: mapeamento da intensidade da correlação (coerência ou sincronia) do sinal na frequência Beta entre diferentes pontos cerebrais. (esquerda: correlação do sinal entre pontos espelhados em cada um dos hemisférios esquerdo/direito: correlação do sinal de todos os pontos com sinal do ponto central Cz)

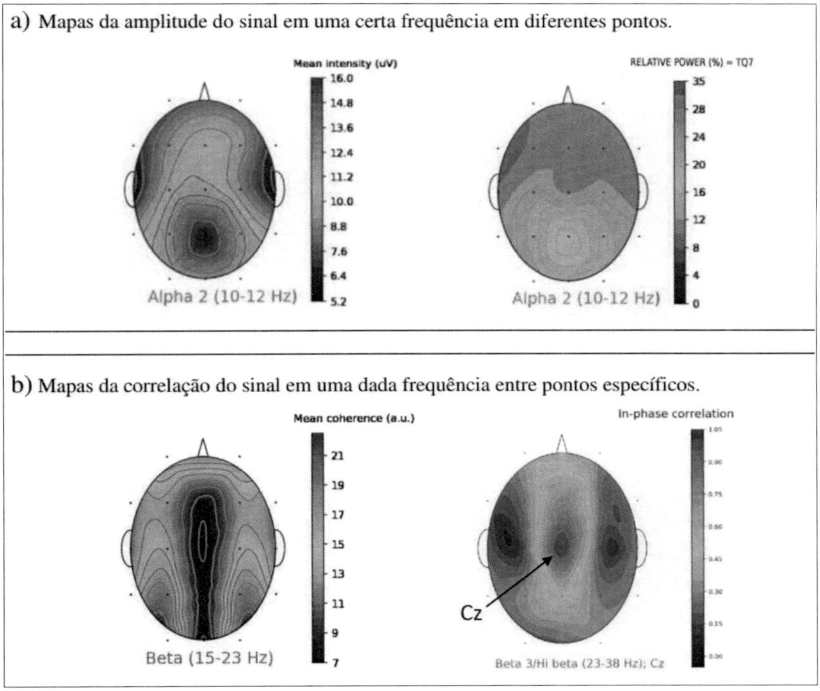

Fonte. o autor.

Em síntese, dizemos que as ondas rápidas do tipo Beta (~12-25 Hz) estão associadas a estados ainda maiores, de atenção, cognição e concentração. Essas ondas também estão ligadas aos comportamentos fundamentais vitais, como os de sensação e movimento. As ondas Beta são geradas no córtex cerebral em momentos de processamento cognitivo, contudo alguns autores tem sugerido que o tálamo também poderia ser gerador dessas ondas (SHERMAN *et al.*, 2016). Em cérebros funcionais essas ondas são dominantes na parte anterior-esquerda do cérebro (parte esquerda da testa).

As ondas rápidas do tipo Gama (> 25 Hz) são ondas produzidas no próprio córtex cerebral e possuem importante função para a interconexão das suas diferentes partes. Estão associadas atividades cerebrais como a cognição, percepção, atenção e memória e, a momentos de insight e tarefas de alto processamento cognitivo. A importância das ondas Gama no cérebro humano também está relacionada ao seu potencial como biomarcador de doenças neuropsiquiátricas, como a esquizofrenia e o transtorno do espectro autista. Acredita-se que a redução da atividade de ondas Gama no cérebro esteja associada a sintomas dessas doenças, como a diminuição da capacidade cognitiva e a disfunção do processamento sensorial. Além disso, algumas terapias, como a estimulação transcraniana por corrente contínua, têm sido utilizadas para modular a atividade de ondas Gama no cérebro e tratar sintomas dessas doenças (HERRMANN & DEMIRALP, 2005). Veremos mais detalhes sobre essas diferentes ondas adiante.

Para a caracterização do sinal EEG é imprescindível à utilização de um sistema de coordenadas ou de pontos sobre a cabeça para que as medições sejam feitas de forma reprodutiva e comparáveis com outras medições. Existem diversos conjuntos de pontos ou locais de medição do EEG e o conjunto de pontos mais usual é chamado "sistema 10-20". Nesse sistema, constituído de 20 pontos (e alguns outros pontos de referências e de aterramento), cada eletrodo tem uma denominação padrão composta por uma letra e por um número, sendo a letra baseada na região cerebral coberta por este eletrodo e o número indicando a sua lateralização.

A nomenclatura desses pontos segue um padrão intuitivo, por exemplo, Fp para fronto-polar, F para frontal, C para central, P para parietal, T para temporal e O para occipital. Para diferenciar as áreas homólogas dos hemisférios cerebrais, utilizam-se números pares no hemisfério direito (Fp2, F4, F8, C4, P4, T4, T6 e O2) e ímpares no esquerdo (Fp1, F3, F7, C3, P3, T3, T5 e O1). Os eletrodos da linha média receberam a denominação Z (z de zero), sendo eles: Fz, Cz, e Pz. Os eletrodos auriculares são chamados A1 (a esquerda) e A2 (a direita). Resumindo, esses pontos são sistemas de coordenas que nos ajudam a visualizar o local do sinal neuronal medido. Veremos mais detalhe sobre isso no próximo capítulo.

Além da forma usual de visualização do sinal EEG, como na forma de um gráfico (como visto nos painéis b e c da figura 2.1), é possível também apresentá-lo como um mapa de cores (usualmente também chamado de mapeamento qEEG, mapa de cabeça ou diagrama de cabeças). Nesse mapeamento cada cor representa a intensidade do sinal em certa faixa frequência numa dada posição. Na figura 2.3 apresento alguns exemplo de mapeamentos (ou diagramas de cabeças) qEEG. No painel a observamos um mapeamento da intensidade do sinal na frequência Alfa2 (10-12 Hz) em diferentes pontos cerebrais (esquerda: valor absoluto do sinal com intensidades em microvolts; direita: valor relativo em comparação com as outras frequências, em percentual). No painel b, temos um exemplo de mapeamento da intensidade da correlação do sinal (coerência ou sincronia) na frequência Beta entre diferentes pontos cerebrais. (esquerda: correlação do sinal entre pontos espelhados em cada um dos hemisférios esquerdo/direito: correlação do sinal de todos os pontos com sinal do ponto central Cz).

Na próxima seção, apresentarei em mais detalhes os tipos de ondas cerebrais mais relevantes e suas características distintivas em cérebros saudáveis e disfuncionais.

2.2 As principais frequências cerebrais e seus modos funcionais e erráticos

O sinal típico do EEG se estende por centenas de Hz, mas usualmente o sinal mais estudado localiza-se na faixa frequências de 0 a 40 Hz, sendo separado em faixas (ou bandas) de frequência, cujos nomes são: Delta (~2-4 Hz), Teta1 (~4-6 Hz), Teta2 (~6-8 Hz), Alfa1 (~8-10 Hz), Alfa2 (~10-12 Hz), Beta/SMR (~12-15 Hz), Beta1

(~15-19 Hz), Beta2 (~19-23 Hz), Beta3/HiB (também chamado de Beta3/HighBeta; ~23-38 Hz) e Gama (~38-42 Hz). Como dito anteriormente, cabe salientar que dependendo do autor considerado os valores usados paro caracterizar o intervalo dessas frequências pode variar um pouco. Vimos que esse grupo de frequências também é comumente subdivido em faixas de frequências tais como as lentas (Delta e Teta), médias (Alfa) e rápidas (Beta e Gama).

Nas próximas seções vermos uma discussão mais detalhada sobre essas frequências típicas acrescentando informações sobre algumas características do sinal neuronal (intensidade, coerência e fase do sinal) e, também, sobre os padrões desejados e erráticos encontrados nos cérebros humanos (EVANS 2009; DEMOS 2019; THOMPSON & THOMPSON, 2003). Detalhes adicionais sobre o sinal neuronal também podem ser obtidos nos cursos de neurofeedback ministrados pela empresa Brain-Trainer (https://btibrasil.com.br/)

2.2.1 Frequências e intensidades do sinal neural (ativação de regiões no cérebro)

Diferentes áreas do cérebro parecem estar mais sintonizadas com frequências específicas, dependendo do tipo de tarefa cognitiva em questão. Por exemplo, o hemisfério esquerdo está associado a uma visão mais "positiva da vida", tipicamente engajado em operações rotineiras e em momentos que requerem foco e atenção aos detalhes. Já o hemisfério direito tende a ter uma perspectiva mais "negativa", mais envolvido no controle de riscos e na resposta a situações novas, com maior foco no contexto. A região posterior do cérebro integra informações dos sentidos para produzir uma imagem unificada e em constante mudança das experiências, enviando essa informação para o córtex pré-frontal, enquanto a região frontal processa essas informações e organiza as ações correspondentes.

É importante destacar que todas as ondas cerebrais são relevantes, porém sua presença em regiões específicas pode ser útil para determinadas tarefas cognitivas e inútil para outras atividades.

Abaixo, detalharei que tipo de processamento cognitivo, comportamental ou emocional está relacionado com as principais frequências mapeadas no EEG.

Delta (0.1 – 4 Hz): É o padrão de ondas muito lentas associado a processos inconscientes, a consciência coletiva, ao sono profundo não-REM (sem recordação de sonhos) e ao sono regenerativo (autocura). Essas ondas estão ligadas a saúde física do cérebro e são geradas em regiões sub-corticais (ex. tronco cerebral, ponte e bulbo). Além disso, as ondas Delta também podem estar presentes em indivíduos acordados, como em meditação profunda ou em estados de consciência alterados. Dizemos que quando a pessoa tem um excesso dessas ondas, o foco da cognição/atenção é dentro da cabeça (voltada para o interior ou para si). Essas ondas também estão associadas a processos visionários, imaginativos, criativos e intuitivos e ao processamento com imagens e de forma integrativa (vem mais o todo do que os detalhes). As ondas Deltas estão associadas a funções corporais inconscientes como regulação do batimento cardíaco e digestão, a presença de uma mente "instintual" e a processos regulatórios e automáticos do corpo (que garante a sobrevivência).

O estudo das ondas Delta tem sido útil para entender melhor o sono, bem como para a identificação e tratamento de distúrbios do sono, como apneia e narcolepsia. Além disso, as técnicas de estimulação elétrica das ondas Delta têm sido investigadas como uma forma de melhorar o sono e tratar certos transtornos neurológicos.

Padrões desejáveis:

- Valores não muito elevados nas regiões frontais;
- Cérebro de recém-nascidos é dominado por Delta e Teta;
- Padrões normais estariam ligados à pessoa ter uma boa noite de sono.

Padrões erráticos:

- ↑↑Delta (principalmente no pré-frontal) estaria associado a pessoas que tem TDAH, ansiedade e depressão, pois essas pessoas ficam demasiadamente focadas em processos internos;
- ↑↑Delta acordado (em estado de vigília) indica que a pessoa tem dificuldade pra falar, pois vai estar com muito sono;
- ↓↓ ou ↑↑ pode ser um indicativo de déficit de atenção ou déficit cognitivo de aprendizagem e muitas vezes sugerem lesão cerebral traumática;
- Padrões erráticos no delta de origem talâmica (1 a 2 Hz) estariam ligados a tumores (HALES & YUDOFSKY, 2007);
- ↑↑ Teta e ↓↓ Beta no pré-frontal sugere TDAH;
- ↓↓ Delta pode indicar dificuldades para dormir ou apresentar insônia;
- Ondas Delta centradas 3 Hz estariam associadas ao fenômeno de Ab-reação (cérebro voltado para alguma lembrança traumática ou memoria traumática e associados a processos de depressão);
- A presença excessiva de ondas Delta durante a vigília pode indicar uma disfunção cerebral, como lesões ou transtornos neurodegenerativos;
- Interrupção de ondas deltas poderia estar associada a um dano fisiológico (ex. pancada na cabeça), mudanças no metabolismo nutricional ou alteração química. Em adultos, a interrupção na atividade delta é vista em casos de intoxicação, delirium e desordens neurológicas como demência e esquizofrenia (HALES & YUDOFSKY, 2007).

Teta (4 – 8 hz): É também um padrão típico de ondas lentas. Essas ondas estão associadas a processos inconscientes e pré-conscientes, a estados de meditação profunda, estado de relaxamento, de sono leve/sonolência, estado de sono REM (com sonhos), a processos de criatividade, fantasia e intuição, e a momentos de lembranças e recordações. As ondas Teta podem ser observadas com facilidade em regiões específicas do cérebro, como o córtex pré-frontal, o hipocampo e o lobo temporal. As ondas Teta são geradas em regiões sub-corticais (ex. no sistema límbico, hipocampo, giro cingulado). Essas ondas também estão associadas a memória emocional, processos visionários, imaginativos, criativos e intuitivos e ao processamento com imagens e de forma integrativa (vem mais o todo do que os detalhes). As ondas Teta estão ligadas a um estado criativo sem foco definido e com certas atividades cognitivas, tais como uma pessoa escrevendo um texto ou prestando atenção ou em tarefas tipo labirinto ou utilizando memórias de curto prazo.

O estudo das ondas Teta tem sido útil para entender melhor a atividade cerebral em diferentes estados mentais, bem como para o desenvolvimento de técnicas terapêuticas que visam modular a atividade das ondas Teta em transtornos neurológicos e psiquiátricos.

Padrões desejáveis:

- Valores não muito alto nas regiões frontais;
- Cérebro de recém-nascidos é dominado por Delta e Teta;

Padrões erráticos:

- ↑↑ Teta pode ser indicativo de TDAH, hiperatividade e impulsividade. Dificilmente essa pessoa consegue manter uma conversa e olhar nos olhos do outro no mesmo tempo (pois a conexão com o externo, o olhar, rompe a conexão com interno, seus pensamentos);

- ↑↑Teta e ↓↓Beta no pré-frontal sugere TDAH;
- ↑↑Teta estaria ligado a pessoas com depressão, essas pessoas ficariam demasiadamente focadas em processos internos;
- ↑↑Teta acordado (pessoa num estado hipnagógico), geralmente esta associado a baixa oxigenação sanguina no córtex (com nível baixo de oxigênio o cérebro é forcado a funcionar em ondas mais lentas pra economizar energia). Essas pessoas podem ter problemas sociais;
- ↓↓Teta sugere consciência emocional pobre;
- ↓↓Teta pode estar relacionada a transtornos psiquiátricos, como a depressão e a ansiedade.

Alfa (8 – 12 Hz): É o padrão de ondas associado a processos conscientes e observação de estados de presença (é a frequência de ponte entre processos conscientes e inconscientes). Essas ondas estão bem presentes em estados de grande atenção e de memória. Alfa são observadas em estados de relaxamento, visualização, criatividade e de "super aprendizado". Essas ondas são geradas em regiões sub-corticais como o tálamo (em dois centros de produção, um centrado na faixa 8-10 Hz (mu) chamado de Alfa 1 e outro na faixa de 10-12Hz (tau) chamado de Alfa 2). Essas ondas estão também à presença/produção de serotonina no cérebro. Elas estão associadas a estados de relaxamento e atenção focada, sendo observadas principalmente na região parietal do cérebro. Durante a prática de meditação ou relaxamento consciente, é possível aumentar a presença de ondas Alfa, que podem ajudar a reduzir os níveis de estresse e ansiedade.

Cérebro de adultos devem exibir bons valores de onda Alfa (dominância percentual). Cérebro de adultos acima de 55 anos podem começar a apresentar diminuição de Alfa. Pessoas com baixos valores de ondas Alfa teriam essa "ponte" (de conexão entre processos inconscientes e conscientes) bloqueada. Dessa forma a pessoa ficaria "ilhada" mais em um lado do que no outro na cognição, seja em processos subconscientes emocionais ou imaginativos (fantasia em demasia) ou em processos puramente racionais (racional em demasia).

Um parâmetro importante associado esta frequência é a chamada responsividade de Alfa (capacidade de Alfa dominar as frequências de olhos fechados, especialmente na parte posterior da cabeça. Com olhos abertos os níveis de Alfa devem cair 30-50%). A ausência de Alfa com os olhos fechados muitas vezes é condizente com ansiedade, incapacidade de "desligar" a mente e, eventualmente, com fadiga ou estados de baixa energia. Incapacidade de bloquear Alfa em condições de olhos abertos muitas vezes se correlaciona com devaneio, desmotivação, processos mentais turvos e baixa energia. Estes estados podem ser visto como uma "anestesia" emocional.

Outro parâmetro a ser destacado para esta frequência é a chamada dominância de Alfa (frequência especifica com a maior intensidade do sinal dentro da banda de frequências Alfas (8-12 Hz) também chamadas de frequências de pico de Alfa). É sabido que frequências de pico mais altas nessa faixa indicam um melhor desempenho cognitiva. (RATHEE *et al.*. 2020; ANGELAKIS *et al.*, 2007; THOMPSON & THOMPSON, 2003)

O estudo das ondas Alfa tem sido útil para entender melhor a atividade cerebral em diferentes estados mentais, bem como para o desenvolvimento de técnicas terapêuticas que visam modular a atividade das ondas Alfa em transtornos neurológicos e psiquiátricos. Por exemplo, a estimulação transcraniana por corrente contínua (tDCS) tem sido utilizada para aumentar a presença de ondas Alfa em pacientes com transtornos de ansiedade, depressão e dor crônica, apresentando resultados promissores (CLANCY *et al.* 2022).

Padrões desejáveis:

- Só deve aparecer Alfa em crianças acima de 3 anos;

- Alfa deve diminuir com olhos abertos e aumentar com olhos fechados (durante relaxamento);

- As ondas Alfas devem ter seu maior pico em Alfa2 (10-12Hz) com olhos fechados (OF);

- Mais Alfa no lado direito do cérebro (principalmente na região a trás da cabeça). Razão Alfa F4/F3 ~1.15. (o frontal direito é o lado da evitação/esquiva); hemisfério direito posterior -> predomínio de ondas Alfa (~15% maior);

- ~15% mais Beta na região frontal e ~15% a mais de Alfa na região parietal. Uma inversão nesse padrão estaria associado à ansiedade e problemas de sono;

- O diagrama de frequências deve ter seu pico na faixa de Alfa com a forma de "U" invertido ou seja razão Teta/Beta com olhos abertos (OA) entre 2 e 1.2 e a razão Teta/Alfa baixa;

- Em cérebro de adultos é esperado que uma dominância de Alfa e que essa faixa tenha um máximo (frequência de pico) entre 9.5 a 10.5Hz. Valores de frequência de pico muito acima ou abaixo dessa faixa sugerem alterações psíquicas/cognitivas.

Padrões erráticos:

- Padrões erráticos em Alfa estão ligados com problemas de sono;

- ↑↑ Alfa indica sono pobre, depressão e ansiedade;

- ↓↓ Alfa indica stress, fadiga adrenal, confusão e déficit de processamento cognitivo;

- ↓↓ Alfa e Beta indicariam uma pessoa estressada;

Beta (12 – 38 Hz): Esse padrão de ondas rápidas é associado ao estado normal acordado ou vigília e a estados de alerta e concentração. Elas são mais observadas na região frontal do cérebro e são geralmente ativadas durante a realização de tarefas que exigem atenção e foco, como o estudo ou o trabalho. Essas ondas são geradas apenas no córtex quando este esta trabalhando, embora alguns autores tivessem sugerido que o tálamo também poderia ser gerador dessas ondas (SHERMAN *et al.*, 2016). São ondas associadas ao pensamento consciente, lógico e racional, a processos de aprendizado. As ondas Betas mais rápidas, as chamadas Beta3/HiB (23-38 Hz) têm grande associação com processo de concentração e foco, de integração e processos de gestão dos 5 sentidos físicos. As ondas Betas estão associadas ao processamento com palavras/linguagem e de forma mais detalhista e sequencial (vem mais os detalhes do que o todo). As ondas do tipo Beta/SMR (12-15 Hz) é frequência chave entre o bem estar corpo-mente. As ondas do tipo Beta 1 (15-19 Hz) estão associadas com uma boa administração das multitarefas diárias (estudo, trabalho, linguagem). Já as ondas Beta em torno de 14 Hz estão ligadas com a capacidade de entrar no sono e controlar ritmos circadianos.

O estudo das ondas Beta tem sido útil para entender melhor a atividade cerebral em diferentes estados mentais, bem como para o desenvolvimento de técnicas terapêuticas que visam modular a atividade das ondas Beta em transtornos neurológicos e psiquiátricos (uma dessas técnicas é o neurofeedback, que é uma técnica que permite ao paciente visualizar em tempo real a atividade de suas ondas cerebrais e aprender a controlá-las). O treinamento do padrão otimizado de ondas Beta, tem sido utilizado para reduzir os níveis de ansiedade e melhorar o desempenho cognitivo em pacientes com transtornos de ansiedade, déficit de atenção e hiperatividade (TDAH) e outros transtornos neurológicos (Mohagheghi *et al.* 2017).

Padrões desejáveis:

- Cérebro de crianças com idades perto de 4 anos começam a exibir Beta o que não aparece nos cérebros mais jovens;
- As ondas Beta devem ter seu maior pico em faixa de Beta1 (15-19Hz);
- Mais Beta no lado esquerdo do cérebro (principalmente na frente). Razão Beta F3/F4 ~1.15. (o frontal esquerdo é o lado da iniciativa e entusiasmo); hemisfério esquerdo anterior -> predomínio de ondas Beta1 e Beta2 (~15% maior);
- ~15% mais Beta nos frontais ~15% a mais de Alfa nos parietais. (inversão nisso estaria ligado a ansiedade e problemas de sono);
- Valor menor de Beta/SMR com OA (olhos abertos) do que com OF (olhos fechados) nos pontos C3 Cz C4 (<10%);

Padrões erráticos:

- ↑↑ Beta e ↓↓ Alfa indicariam uma pessoa estressada;
- ↑↑ Beta na parte posterior (O1, Oz ,O2, P3 P5) estariam associado a TDAH;
- ↑↑ Beta (12-22 Hz) estaria associado a processos ansiosos em algumas pessoas;
- ↓↓ Beta3/HiB (23-38 Hz) estaria ligado a um estado de hipervigilância (loop mental), ansiedade extrema e também eventualmente um medo baseado em trauma;
- ↓↓ Beta indicaria stress excessivo e/ou ansiedade, alta excitação e incapacidade de relaxar;

- ↓↓Beta em geral estaria correlacionado com TDAH, estado de fantasia ou ficar sonhando, depressão, ou processamento cognitivo pobre;
- ↓↓ Beta 1 (15-19 Hz) estaria ligado com dificuldade de leitura, concentração e processamento de informações (as vezes acaba sendo compensado com um aumento de Teta que consequentemente agrava o problema fazendo a pessoa entrar cada vez mais no seu mundo interno);
- ↓↓ Beta/ SMR (12-15hz) indicaria um menor domínio corporal e também menor controle sobre impulsos como falar e agir em situações inapropriadas, baixos limiares para dor e também problemas de sono;
- ↓↓ Beta/SMR (12-14 Hz em C3 C4) estaria associado a problemas relacionados ao sono (pessoas acabam tendo dificuldade de ir da fase do sono leve para o profundo e ficam apenas na fase de sonolência);
- ↓↓ Beta/SMR (12-15Hz em C3 C4 Cz) estaria associado a TDAH e epilepsia;
- ↓↓ Beta (13-38Hz) e Alfa 8-13Hz e estaria associado a problemas para sonhar (entrar na fase-REM); problemas de restauração psicológica (de energia) e sempre ficam cansados;

Figura 2.4 – Diagrama esquemático das regiões de dominância de Alfa e Beta no cérebro humano saudável e anotações sobre as principais características funcionais de cada hemisfério cerebral

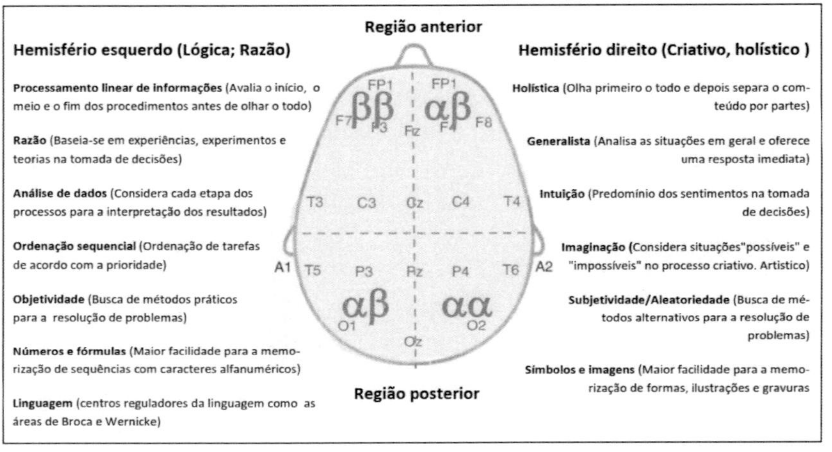

Fonte. o autor.

De uma forma resumida, espera-se que tenhamos mais beta na parte anterior (frente) do cérebro e mais alfa na parte posterior (atrás) e, além disso, um pouco mais Beta no hemisfério esquerdo (considerado o mais "logico" e racional, associado a processos de tomada de decisão, memorização de números e fórmulas e a linguagem) e um pouco mais Alfa no Hemisfério direita (considerado o hemisfério "artístico" e holístico, relacionado à criatividade, a observação e interpretação do mundo ao nosso redor). A Figura 2.4 apresenta um diagrama esquemático das regiões de dominância de Alfa e Beta no cérebro humano saudável e anotações sobre as principais características funcionais de cada hemisfério cerebral.

Gama (38 – 100 Hz): São padrões de ondas rápidas geralmente associadas a funções motoras, a grande processamento mental (ligado a rede de interconexão entre neurônios) e a processos de *insights*. Elas estão associadas a processos cognitivos complexos, como a atenção seletiva, a percepção sensorial e a memória de trabalho. Estudos têm demonstrado que a atividade de ondas

Gama é aumentada em resposta a estímulos visuais ou auditivos e é capaz de sincronizar diferentes áreas do cérebro, o que sugere um papel importante na integração sensorial e no processamento de informações. Essas ondas também são associadas à memória de trabalho, ao processamento sensorial e a navegação espacial. Esse tipo de ondas é responsável pelo aumento da sincronia e coerência entre regiões cerebrais distintas.

As ondas Gama também são relacionadas à atividade das células nervosas conhecidas como interneurônios inibitórios, que ajudam a regular a atividade de outras células nervosas. Isso sugere um papel importante das ondas Gama no controle e na coordenação da atividade neuronal em diferentes áreas do cérebro. Um interneurônio (ou neurônio associado) é um neurônio, ou célula nervosa, localizado inteiramente dentro do sistema nervoso central que conduz sinais entre outras células nervosas. Estudos também têm investigado a atividade de ondas Gama em diferentes transtornos psiquiátricos, como a esquizofrenia e o autismo, e sugerem que a atividade alterada de ondas Gama pode estar envolvida na patogênese desses transtornos (FITZGERALD & WATSON, 2018).

Em algumas condições neurológicas, como a epilepsia, pode ocorrer uma atividade gama anormal e excessiva, levando a padrões erráticos de ondas Gama no cérebro. Esses padrões podem ser identificados por meio de eletroencefalograma (EEG) e geralmente apresentam uma intensidade maior do que o normal.

Em resumo, as ondas cerebrais do tipo Gama são importantes para a regulação da atividade neuronal em diferentes áreas do cérebro e para o processamento de informações sensoriais complexas. O estudo dessas ondas pode levar a uma melhor compreensão da organização funcional do cérebro e pode ter implicações para o desenvolvimento de novas terapias para transtornos psiquiátricos. No entanto, ainda há muito a ser aprendido sobre as funções específicas das ondas Gama e como elas interagem com outras ondas cerebrais para produzir comportamentos complexos e pensamentos.

Padrões desejados:

- Padrões ótimos de Gama refletem uma funcionalidade ótima e balanceada dos circuitos neurais de excitação e inibição como os encontrados no córtex frontal ou hipocampo (FITZGERALD & WATSON, 2018).
- **Padrões erráticos:**
- ↓↓Gama (em 35-40hz) poderia sugerir uma tendência à demência e Alzheimer. Aumento da produção de Gama elicia uma resposta maior nas microglias (são as células imunológicas do cérebro), tanto no aumento de sua quantidade quanto no diâmetro das células. Isso aumenta a neuroproteção. (VERRET *et al.*, 2012; GILLESPIE *et al.*, 2016; IACCARINO *et al.*, 2016)
- ↓↓Gama estaria associado com estados depressivos e ansiosos e a alguns transtornos bipolares (PIZZAGALLI *et al.*, 2006; FITZGERALD & WATSON, 2018).
- Padrões erráticos de Gama estão ligados a condições neurológicas, como a epilepsia, também estariam ligados a distúrbios psiquiátricos, como esquizofrenia e transtornos do espectro autista (Abhang *et al.* 2016).

2.2.2. Padrões de conectividade do sinal neural (acoplamento entre regiões no cérebro)

Padrões de conectividade (também chamado de sincronia envolvem os paramentos coerência e fase entre dois sinais temporais). Em física, duas fontes de onda são perfeitamente coerentes se tiverem uma diferença de fase constante e a mesma frequência e a mesma forma de onda. A coerência é uma propriedade ideal das ondas que permite interferência estacionária (isto é, temporal e espacialmente constante). Ele contém vários conceitos distintos, que são casos limites que nunca ocorrem na realidade, mas permitem uma compreensão da física das ondas, e se tornou um conceito muito importante na física quântica. Mais geralmente, a coerência descreve todas as propriedades da correlação entre as quantidades físicas de uma única onda, ou entre várias ondas ou pacotes de ondas. Em poucas palavras, a coerência temporal descreve a correlação entre as ondas observadas em diferentes momentos no tempo (0=ondas diferentes, 100=ondas iguais).

Condições de conectividade cerebral adequadas são indicativas de um cérebro que consegue alternar entre estados de atividade e descanso, operando independentemente e de forma eficiente quando necessário. Quando a conectividade está equilibrada, isso significa que o cérebro está operando dentro de faixas adequadas de atividade neuronal, nem muito alto nem muito baixo, o que é fundamental para um bom funcionamento cognitivo. Por outro lado, baixa conectividade pode ser um indicador de que o cérebro está facilmente excitável, ou até mesmo que haja uma lesão que interfira na comunicação entre regiões. Já conectividade alta pode sugerir que o cérebro está rígido ou travado em uma determinada tarefa, o que pode ser prejudicial para a flexibilidade cognitiva. É importante ressaltar que a conectividade cerebral é altamente dinâmica e pode mudar dependendo de fatores como o estado emocional, nível de atenção e até mesmo a idade do indivíduo. Portanto, a análise da conectividade cerebral deve ser realizada considerando esses fatores, e uma conectividade considerada alta ou baixa em uma situação específica pode não indicar necessariamente um problema em si, mas sim uma adaptação temporária do cérebro.

Funções cerebrais geralmente envolvem a ativação de áreas específicas, que operam de forma independente e compartilham informações de forma eficiente. As áreas do cérebro deveriam, idealmente, se manter em estados de ativação mais baixos de modo a não desperdiçar energia. A capacidade de descansar entre (e durante) as tarefas, de ativar e funcionar independentemente e de cooperar de forma eficiente é determinado por medidas de conectividade:

coerência (a estabilidade de uma conexão) e fase (a simultaneidade de uma conexão), em diversas frequências. A combinação de coerência e fase é conhecida como sincronia. Dependendo do estado e frequência, estes valores deverão ser maiores ou menores.

Nesse texto estudamos alguns tipos de sincronia no sinal (empregando a planilha Excel TQ7 Brain-Trainer, que vermos mais detalhadamente a diante) tais como a sincronia de Alfa, assimetrias, sincronia excessiva e sincronia baixa. Veremos a seguir suas principais características:

Sincronia de Alfa: Como discutido anteriormente, as ondas alfa são geradas em áreas subcorticais do cérebro e distribuídas por neurônios para todo o córtex. Neurônios em agrupamentos específicos que não estão ativados ou que estão dessincronizados podem entrar em ressonância com esses sinais alfa. Se a transmissão não for interrompida, os pulsos em cada ponto do cérebro deverão estar sincronizados. Entretanto, se a sincronia não ocorrer, pode haver danos em uma área do cérebro que interrompem a transmissão, ou o cérebro pode estar excessivamente ativado, com áreas disparando aleatoriamente em frequências beta mesmo quando nenhuma tarefa está sendo realizada, perturbando a sincronia das ondas alfa.

Assimetrias: As assimetrias no sinal neuronal podem ser indicativas de disfunções em diferentes áreas do cérebro e têm sido amplamente estudadas em relação a problemas de humor e desempenho cognitivo. Por exemplo, um desequilíbrio nas frequências Alfa e Beta em regiões específicas do cérebro pode estar associado a transtornos de ansiedade, depressão e déficits de atenção.

Além disso, as assimetrias entre as áreas posterior/anterior do cérebro e os hemisférios direito/esquerdo podem ser uma indicação de disfunções mais específicas, como a incapacidade de regular emoções negativas ou dificuldades em processar informações complexas. Por exemplo, evidências sugerem que a diminuição da atividade Alfa na região pré-frontal esquerda e o aumento da atividade Alfa na região pré-frontal direita pode estar associada a transtornos de ansiedade e depressão. Por outro lado, um aumento excessivo da atividade Beta em regiões frontais pode estar relacionado a transtornos obsessivo-compulsivos e outras disfunções cognitivas.

Portanto, entender as assimetrias nas frequências Alfa e Beta em diferentes regiões do cérebro pode fornecer informações valiosas para o diagnóstico e tratamento de várias disfunções neurológicas e psiquiátricas. Veremos mais sobre a análise da assimetria dessas ondas em capítulos posteriores.

Sincronia excessiva: Durante uma tarefa, áreas corticais produzem frequências mais rápidas de Beta, que são ativadas localmente nas áreas de execução de uma tarefa. A sincronia nas frequências rápidas deve ser baixa quando os dois pontos cerebrais que estão sendo mensurados estão trabalhando juntos em uma tarefa. Quando é encontrada uma sincronia elevada, é importante verificar se não houve tensão muscular significativa presente durante a gravação dos dados, o que pode criar artefatos de alta sincronia em ondas rápidas.

Sincronia baixa: Em estado de repouso, o cérebro tende a exibir padrões de ondas cerebrais mais lentos, como as Delta e Teta. Essas ondas são geradas por áreas subcorticais e se espalham pelo córtex cerebral de forma global, o que significa que elas aparecem de maneira sincronizada em diferentes regiões do cérebro. A presença de padrões Delta e Teta é normal em períodos de descanso e sono profundo, mas pode indicar disfunções se estiverem presentes em excesso durante a vigília. Por outro lado, as ondas Alfa são consideradas regionais e aparecem com mais clareza na parte posterior do cérebro, especialmente quando os olhos estão fechados e em um estado de relaxamento. A presença de ondas Alfa nessa região está associada a uma diminuição da atividade sensorial e do processamento de informações externas, permitindo que o cérebro se concentre em processos internos, como a reflexão e a imaginação. Em algumas circunstâncias, a falta de ondas Alfa ou sua presença excessiva em outras áreas do cérebro pode estar relacionada a disfunções cognitivas e emocionais.

Abaixo apresento resumidamente alguns dos padrões desejados e erráticos associado ao estudo da sincronia do sinal neuronal.

Padrões desejados:

- É esperada uma alta sincronia para ondas de origem subcorticais como delta, Teta, Alfa e gama e uma baixa sincronia para ondas Beta (de produção local no córtex);
- ↑↑ sincronia de ondas lentas e médias (>40; ~40-70%);
- ↓↓ sincronia de Beta (<40%);
- Níveis médios de coerência entre os sítios médio indicam uma melhor conectividade neural e melhor dinâmica neural.
- Ondas mais lentas são geradas por estruturas sub-corticais, e por isso é esperado que fossem mais coerentes entre as regiões. Ondas rápidas costumam ter menor coerência, pois desempenham funções especializadas, das regiões onde são registradas.
- **Padrões erráticos:**
- Níveis muito altos e/ou muito baixos de coerência entre áreas do cérebro resultam em comunicação pobre entre os sítios.
- ↓↓ conectividade pode ser um indicador de que o cérebro está facilmente excitável, ou até mesmo que haja uma lesão que interfira na comunicação entre regiões;
- ↑↑ conectividade pode sugerir que o cérebro está rígido ou travado em uma determinada tarefa, o que pode ser prejudicial para a flexibilidade cognitiva;

- ↓↓ sincronia nas ondas lentas e medias (menor que 40%) sugerem inabilidade do cérebro para descansar entre tarefas e podem estar relacionados ainda com um cérebro que desperdiça energia, podendo resultar em fadiga e, às vezes, desaceleração generalizada. Eles também podem indicar ineficiência na ligação entre vários locais do cérebro, o que pode afetar a comunicação;

- ↓↓ sincronia nas ondas lentas e médias (menor que 40%) pode estar relacionado com lesões ou distúrbios físicos na transmissão, mas são frequentemente o resultado de cérebros excessivamente excitáveis que ativam Beta quando não há nenhuma tarefa a ser feita, bloqueando, assim, a ressonância. Esse tipo de ativação desperdiça energia, o que pode resultar em fadiga e, às vezes, desaceleração generalizada. Isso costuma atrapalhar a eficiência da comunicação. Os estados associados a esse tipo de padrão são: problemas de humor, ansiedade, depressão, cansaço excessivo, dificuldade de relaxamento e problemas de sono.

- ↑↑ sincronia em Beta (maior que 40%) pode estar ligada a quadros de ansiedade e ruminação de pensamentos, a desperdício de energia psíquica (fadiga física e mental). Esse padrão também esta ligada a dificuldade de processamento ou deslocamento;

- ↑↑ sincronia em Beta (maior que 40%) na região frontal estaria ligado a pensamento rígido e compulsivos do tipo TOC;

- ↑↑ sincronia em Beta (maior que 40%) na região parietal e occipital do córtex cerebral estariam ligado a excesso de sensibilidade ao toque e a luz, respectivamente;

- ↑↑ sincronia em Beta (maior que 40%) na região occipital estaria ligado a quadros de enxaqueca;

- ↑↑ sincronia em Beta (maior que 40%) na região posterior do córtex cerebral pode estar associado ao bloqueio de trabalho das áreas sensoriais e a quadros de autismo.

3

PERCURSOS DA PESQUISA

Apresentaremos nesse capítulo informações mais técnicas sobre a metodologia empregada nessa pesquisa experimental quantitativa. Nas seções inicias versaremos sobre o desenho da pesquisa, o local e equipe da pesquisa e informação sobre a amostra de participantes. O processo metodológico na íntegra será descrito na seção 3.4 descrevendo a coleta de dados de padrões energéticos cerebrais utilizando um equipamento de eletroencefalograma quantitativo qEEG e aplicação de questionários (de resposta facultativa). A instrumentação e os softwares utilizados serão apresentados na seção 3.5 e 3.6 respectivamente. Por fim, na última seção desse capítulo, versaremos sobre alguns desafios encontrados. Um bom entendimento desse capítulo é fundamental para a compreensão dos resultados dessa pesquisa, que estão apresentados no capítulo 4.

Cabe salientar que o equipamento utilizado nesse projeto é de propriedade do Prof. Dr. Sergio Pilling, psicólogo recém-formado, é também treinador certificado de neurofeedback (Brain-Trainer).

3.1 Desenho da pesquisa

Essa pesquisa, resultado de um projeto de graduação do curso de bacharelado em psicologia na Universidade do Vale do Paraíba (Univap), trata-se de uma pesquisa analítica/experimental quantitativa. O estudo foi realizado em várias etapas, incluindo a coleta de dados de padrões energéticos cerebrais utilizando um equipamento de eletroencefalograma quantitativo (qEEG), aplicação de questionários (opcional) e análise dos dados obtidos.

A escolha de uma abordagem quantitativa permitiu que os dados coletados fossem medidos e analisados de forma precisa e objetiva, proporcionando uma compreensão mais aprofundada dos padrões energéticos cerebrais dos participantes. O uso de questionários também permitiu que os participantes fornecessem informações adicionais sobre suas experiências subjetivas e, assim, enriquecessem a análise dos dados. Em suma, essa pesquisa demonstra a aplicação da metodologia quantitativa na psicologia, fornecendo insights valiosos sobre os padrões energéticos cerebrais em indivíduos que estão em processo psicoterapêutico.

3.2 Local e equipe da pesquisa

A pesquisa foi realizada na clínica escola de psicologia da Universidade do Vale do Paraíba (SEPA-Univap) e teve como objetivo analisar os padrões energéticos cerebrais dos participantes por meio de um equipamento de eletroencefalograma quantitativo qEEG. A pesquisa foi realizada em 2022 na cidade de São José dos Campos-SP e contou com a participação da equipe formada pelo Prof. Dr. Sérgio Pilling, professor e pesquisador, treinador de Neurofeedback, Físico e psicólogo recém formado, juntamente com as colegas Selma Aparecida de Oliveira e Lívia Passos de Carvalho, ambas psicólogas recém formadas, e da Profa. Dra. Christiana Villela de Andrade Strauss, Psicóloga, Professora e Supervisora do trabalho de graduação associado à pesquisa.

Por fim, é importante destacar que este material foi desenvolvido com base em meu trabalho como responsável pela coleta de dados, análise e escrita. Todo o conteúdo apresentado aqui foi cuidadosamente elaborado com o objetivo de fornecer informações precisas e confiáveis. Contudo, é importante ressaltar que este trabalho foi realizado dentro de um contexto de equipe, contando com a supervisão e orientação de profissionais especializados, além da colaboração de colegas de pesquisa.

3.3 A amostra de participantes

Nesse projeto consideramos participantes dispostos em dois grupos, o grupo pesquisa (aqueles que fizeram psicoterapia no período da pesquisa) e o grupo controle (aqueles que não fizeram psicoterapia), definidos inicialmente como sendo constituído de pessoas de qualquer sexo e com idades entre 20 e 50 anos. Embora, a previsão inicial e aprovada na pelo comitê de ética fosse de termos cerca de 40 participantes, durante a pesquisa obtivemos um número mais reduzido, com apenas 7 participantes em cada um dos grupos e todos do sexo feminino com idades entre 20 e 50 anos. Os dados que serão apresentados nesse livro se referem a esses 14 participantes.

Os participantes do grupo pesquisa foram selecionados por conveniência, dentre as diversas pessoas fizeram psicoterapia na abordagem de TCC na clínica escola da Univap (SEPA/Univap) no período de fevereiro a maio de 2022. Em cada participante desse grupo, foram realizados 2 mapeamentos qEEG, um antes da psicoterapia e outro após a última sessão de psicoterapia (após ~ 12 semanas). Os participantes do grupo controle foram selecionados aleatoriamente por conveniência no mesmo período descrito acima e foi constituído de estudantes e/ou professores do curso de psicologia e algumas pessoas do público em geral. Nesse grupo, também foram feitos 2 mapeamentos qEEG com intervalo de tempo entre eles de aproximadamente 12 semanas. A necessidade do grupo controle para essa pesquisa se apoiou no fato de ser necessário aplicar a mesma metodologia em participantes que não passem por psicoterapia e com isso, garantir que as mudanças observadas nos mapeamentos do grupo pesquisa são de fato induzidas pelo processo psicoterapêutico.

Cabe salientar ainda que, foi aplicada aos participantes do grupo controle e do grupo pesquisa a mesma metodologia de coleta e análise de dados. Uma comparação entre os resultados quantitativos obtidos pelos mapeamentos e os questionários de análise subjetiva (de resposta facultativa), aplicado aos participantes, antes e depois da psicoterapia, permitiram entender um pouco melhor os efeitos da psicoterapia no cérebro. Uma comparação com trabalhos similares na literatura será realizada. É importante salientar que um dos critérios para participação nessa pesquisa foi ser uma pessoa com hábitos saudável e que não utilizasse medicamentos ou substâncias psicoativas no período entre os mapeamentos.

Reforçamos aqui que nessa pesquisa não fizemos nenhum procedimento psicoterapêutico nos participantes e apenas fizemos os mapeamentos dos padrões energéticos cerebrais utilizando a técnica de eletroencefalografia quantitativa (qEEG). O procedimento psicoterapêutico na abordagem TCC foi realizado no próprio SEPA/Univap por estudantes de psicologia (em último ano de formação) respeitando todos os padrões de qualidade, ética, sigilo e segurança, definidos pela instituição.

3.3.1 Procedimento de convite e consentimento dos participantes.

Os participantes do grupo de pesquisa foram selecionados dentre aqueles que se inscreveram para receber psicoterapia na abordagem da TCC dentro do Sepa/Univap. Durante o primeiro atendimento psicoterapêutico, os pesquisadores convidaram verbalmente esses indivíduos a participar do estudo, oferecendo a eles a oportunidade de aceitar ou recusar a participação. Da mesma forma, os participantes do grupo controle (aqueles que não receberam psicoterapia durante o período do estudo) foram convidados verbalmente a participar, com a opção de aceitar ou recusar a oferta.

Para garantir a transparência e a proteção dos participantes, todos receberam uma cópia do Termo de Consentimento Livre e Esclarecido (TCLE), que continha informações detalhadas sobre a pesquisa, incluindo a frequência e a duração das sessões de mapeamento cerebral. Os pesquisadores também forneceram aos participantes todas as informações relevantes sobre a segurança e a confidencialidade da pesquisa.

Cada participante foi submetido a dois mapeamentos cerebrais, cada um com um intervalo aproximado de 12 semanas entre eles. Essa abordagem permitiu que os pesquisadores avaliassem as mudanças nos padrões de energia cerebral ao longo do tempo.

3.3.2 Critérios de inclusão e exclusão

Os critérios de inclusão para o grupo pesquisa foram cuidadosamente estabelecidos para garantir a qualidade dos dados coletados. Todos os participantes foram selecionados dentre os pacientes inscritos voluntariamente para o serviço de psicoterapia na abordagem de TCC da Sepa/Univap. Inicialmente foram incluídos pacientes de ambos os sexos, com idades entre 20 a 50 anos, que não utilizassem nenhum tipo de medicamento ou substância psicoativa durante o período de psicoterapia, que teve uma duração média de 12 semanas entre os mapeamentos qEEG. Já para o grupo controle, os critérios de inclusão foram similares aos do grupo pesquisa.

Vale ressaltar que, ao longo do procedimento, e devido a baixa adesão permitimos que alguns participantes do grupo pesquisa fossem selecionados mesmo usando medicação e, além disso, outros participantes passaram a usar medicação, o que pode ter influenciado nos resultados. Além disso, durante o processo percebemos que somente o publico feminino aderiu a essa pesquisa. No entanto, devido ao baixo número de adesão, isso não impediu a participação desses indivíduos nas medidas posteriores. Essas informações estão descritas com mais detalhes no capítulo de resultados do estudo.

No caso do grupo controle, os critérios de inclusão foram similares aos do grupo pesquisa, com duas diferenças importantes: Não usar mesmo medicamento psicoativo e não fazer psicoterapia no período. A seleção cuidadosa dos participantes em ambos os grupos permitiu que os dados coletados fossem confiáveis e relevantes para a análise. Durante o processo de seleção, os pesquisadores explicaram claramente todos os detalhes da pesquisa para os participantes, incluindo os objetivos, procedimentos, benefícios e riscos envolvidos. Todos os participantes assinaram um termo de consentimento livre e esclarecido (TCLE) para garantir que sua participação fosse voluntária e baseada no pleno conhecimento das informações relevantes.

Os critérios de exclusão para ambos os grupos foram os seguintes: i) Pessoas que relataram dores de cabeça ou mal-estar no dia do mapeamento, ou no dia anterior; ii) Pessoas que fizeram uso de qualquer tipo de medicamento ou substância psicoativa, ou drogas psicotrópicas (como crack, cocaína e maconha) entre os mapeamentos qEEG. É importante ressaltar que o uso esporádico de álcool não foi um critério de exclusão. iii) Participantes que sofreram algum tipo de trauma físico ou psicológico no período entre os mapeamentos também foram excluídos. iv) Aqueles que receberam alguma sessão de neurofeedback ou qualquer outra forma de neuromodulação, incluindo estimulação transcraniana magnética ou por corrente contínua, entre os mapeamentos qEEG, também foram excluídos.

É importante mencionar que o não preenchimento dos questionários auxiliares e a não autorização do armazenamento de dados para futuras pesquisas não foram considerados critérios de exclusão.

3.3.3 Aspectos éticos

Esse projeto concordou com as Diretrizes e Normas Regulamentadoras de Pesquisas Envolvendo Seres Humanos (Resolução 466/12), seguindo os princípios éticos da Declaração de Helsinque: não-maleficência, beneficência e autonomia. O presente estudo foi aprovado pela à Comissão de Ética e Pesquisa (CEP) da instituição sob o número CAAE: 53513721.0.0000.5503 (Plataforma Brasil)

Todos os participantes antes de assinarem o Termo de Consentimento Livre e Esclarecido (TCLE) foram convidados a ler e compreender os objetivos da pesquisa, bem como foram esclarecidos verbalmente sobre os objetivos do projeto e serão igualmente informados sobre a possibilidade de divulgação e publicação da análise científica dos dados. O Termo de Consentimento Livre e Esclarecido foi oferecido em duas vias e somente após concordância dos participantes. Foi garantida sua confidencialidade dessa pesquisa, assim como a possibilidade de recusa ou abandono da pesquisa em qualquer momento da avaliação. Esclarecemos a todos os participantes que há plena liberdade de se recusar a participar do estudo e que esta decisão não acarretará penalização por parte dos pesquisadores. Explicitou-se mais de uma vez que todas as informações desta pesquisa são confidenciais e de caráter de estudo técnico-científico, não havendo identificação dos voluntários, assegurando assim, o sigilo sobre a sua participação. Informamos que nada seria pago e nem cobrado para participar desta pesquisa, pois a aceitação é voluntária, sendo garantido a indenização em casos de danos, comprovadamente decorrentes da participação na pesquisa, conforme decisão judicial ou extrajudicial.

RISCOS: A metodologia de coleta de dado empregadas nessa pesquisa é indolor, não invasiva e rápida (como se fosse uma fotografia). No entanto, como em toda pesquisa, esta envolve riscos (mínimos nesse caso) como o risco de vazamento de informações sobre o participante e o resultado de seu exame. Como esse estudo inclui um questionário subjetivo, houve a possibilidade de um risco emocional, uma vez que durante seu preenchimento pode-se evocar sentimentos ou lembranças desagradáveis. Nesse caso, foi informado aos participantes que, em caso de desconforto, ele poderá optar pela suspensão imediata da sua participação ou solicitar apoio de algum dos psicólogos pesquisadores.

MINIMIZAÇÃO DOS RISCOS: Para minimização dos riscos foram tomadas as seguintes medidas: realizou-se o mapeamento e em ambiente isolado e individualizado respeitando-se a privacidade do sujeito. Os dados coletados nesta pesquisa foram armazenados pelo pessoal do pesquisador responsável, e estão sob sua responsabilidade. O pesquisador se compromete a resguardar o nome de todos os voluntários. Todo o equipamento utilizado foi previamente higienizado seguindo os padrões de segurança contra Covid-19. Dessa forma, os riscos ao pesquisador pela contaminação com o participante são muito pequenos. Além disso, foram mantidas condições adequadas de coleta presencial, como poucas pessoas na sala, uso de máscaras e álcool em gel, luvas e higienização do ambiente. (ELLUL *et al.*, 2020).

BENEFÍCIOS: A participação trouxe como benefícios diretos aos participantes a realização gratuita de um exame de eletroencefalografia e o recebimento de informações técnicas sobre seus perfis de atividade elétrica cerebral. Os participantes tiveram acesso aos resultados de seus dados cerebrais, bem como das alterações que possam ter surgido devido ao processo psicoterapêutico realizado. Essa pesquisa também trouxe benefícios à comunidade acadêmica e à sociedade (a coletividade) visto que possibilitou uma melhor compreensão do efeito da psicoterapia no cérebro humano, permitindo assim, estudo de procedimentos para aumento de eficiência do processo psicoterapêutico.

3.4 O processo metodológico da pesquisa

Nesta pesquisa, utilizamos um aparelho de eletroencefalografia quantitativa, conhecido como qEEG, para mensurar as mudanças nos padrões energéticos cerebrais dos participantes em dois momentos distintos - antes e depois de cerca de 12 semanas de psicoterapia.

Após a etapa de seleção/identificação dos participantes, estes foram convidados a participar das medidas que ocorreram nas dependências do Sepa/Univap. Antes de cada mapeamento, foi realizado um briefing detalhado sobre o processo metodológico da pesquisa para cada participante e, em seguida, foi solicitado que lessem e assinassem o Termo de Consentimento Livre e Esclarecido (TCLE). Para maiores detalhes sobre o TCLE, vide PILLING et al. (2022). Para a aquisição dos dados, aos participantes sentaram-se confortavelmente e foi colocado neles uma touca com os eletrodos de medição (sistema 10-20 de EEG), previamente higienizada com álcool 70.

Como dito anteriormente, o sistema 10-20 é uma padronização de EEG internacionalmente reconhecida, que indica a localização de eletrodos no couro cabeludo (os números 10 e 20 referem às distâncias percentuais entre os eletrodos adjacentes). Nesse sistema uma letra é utilizada para denotar o tipo de lobo (frontal, parietal, temporal e occipital) enquanto um número indica a localização hemisférica (RASHID *et al.*, 2020). A touca com os eletrodos foi ligada a um aparelho de eletroencefalograma quantitativo portátil da marca qWiz (4 canais) e este conectado a um notebook com processador i7 com da marca Dell para aquisição dos dedos. A figura 3.1 apresenta uma fotografia do procedimento de mapeamento realizado para a quantificação dos padrões energéticos cerebrais utilizando qEEG e uma ilustração com a posição dos pontos mapeados.

Para a análise dos dados utilizamos nesse projeto basicamente 4 softwares: Bioexplorer (programa de aquisição de dados do aparelho de qEEG), os programas MAPSCOMPARE e MAPSCOMBINE (ambos programas desenvolvidos pelo autor na linguagem em Python) e a planilha executável em Excel TQ7 Brain-Trainer. Detalhes sobre cada um desses programas será apresentado adiante.

Figura 3.1 – Fotografia do procedimento de mapeamento de padrões energéticos cerebrais utilizando qEEG e ilustração com a posição dos pontos mapeados.

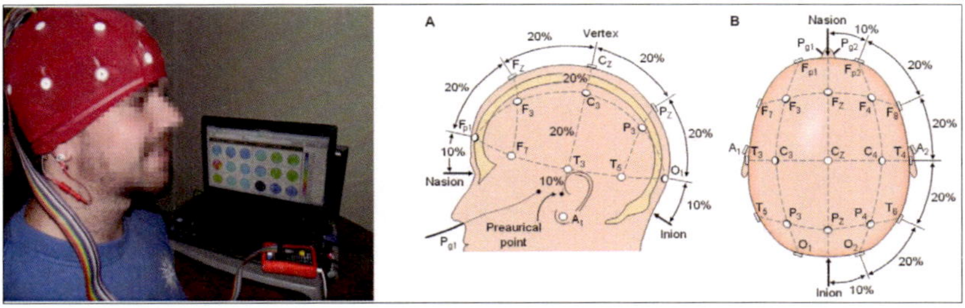

Fonte: https://bit.ly/2q9WbPo ; https://brain-trainer.com/tlc7-trainers-qeeg/

Após a colocação da touca com os eletrodos, iniciou-se a gravação dos sinais elétricos cerebrais. As medidas foram realizadas com o participante em dois estados: olhos fechados (OF) e olhos abertos (OA), totalizando cerca de 30 a 40 minutos de gravação. Como o equipamento utilizado era um eletroencefalógrafo de 4 canais, o procedimento de aquisição foi dividido em cinco etapas de gravação para coletar um total de 20 canais. Cada etapa de gravação teve a duração de dois minutos, sendo que no primeiro minuto o participante permaneceu com os olhos fechados e no segundo minuto com os olhos abertos. Algumas medidas foram feitas mais de uma vez para garantir o melhor sinal possível. Na primeira etapa de coleta dos dados (gravação) registrou-se o sinal elétrico neuronal nos pontos T3, T4, C3 e C4. Na segunda etapa da coleta foi gravado o sinal dos pontos F3, F4, P3 e P4. Na terceira etapa o sinal dos pontos Fz, Cz, Pz e Oz. Na quarta etapa o sinal nos pontos F7, F8, T5 e T6 e na quinta e última registrou-se o sinal nos pontos Fp1, Fp2, O1 e O2.

A Figura 3.2 apresenta um exemplo típico de dado numérico obtido no mapeamento cerebral com a instrumentação desse trabalho. Foram mensurados os sinais elétricos neuronais (intensidade, frequência, fase, etc...) de 20 pontos localizados na cabeça da pessoa, em um processo realizado em 5 etapas de medida, cada uma delas para 4 pontos. Os dados dos padrões foram armazenados de forma confidencial em 5 arquivos textos distintos, que posteriormente foram utilizados pelos programas de análise escritos em Python. É importante destacar que os dados salvos no arquivo do tipo "*.epoch. txt", conforme apresentados nessa figura, contêm valores médios do sinal (em cada segundo) em cada uma das frequências estudadas.

Figura 3.2 - Exemplo típico de dado numérico obtido no mapeamento cerebral com a instrumentação desse trabalho (foram colhidos o sinal neuronal de 20 pontos localizados na cabeça da pessoa (intensidade, frequência, fase, etc....) e estes foram armazenados de forma confidencial em 5 arquivos textos distintos).

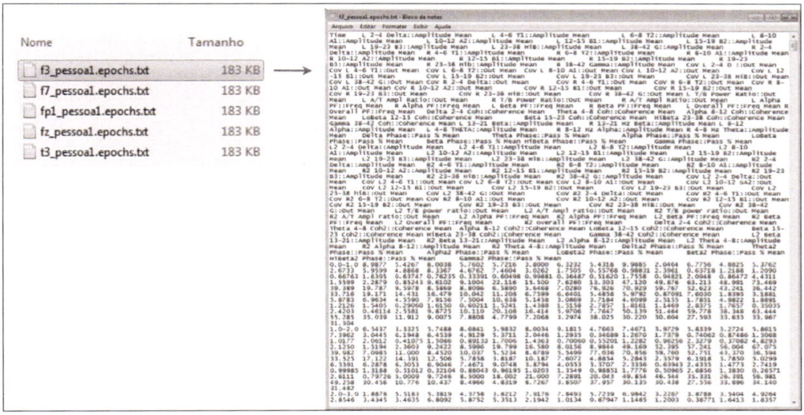

Fonte: o autor.

Figura 3.3 - Exemplo típico de dois mapeamentos (também chamado mapas ou diagramas de cabeças EEG) em frequências específicas. O painel da esquerda mostra um mapeamento feito na frequência delta (2-4 Hz) e o painel da direita mostra um mapeamento feito na frequência Alfa 1 (8-10 Hz). Os valores numéricos representam a média das intensidades (em microvolt)s em cada um dos pontos medidos com olhos fechados (OF). Na figura, a cor vermelha indica maior intensidade do sinal e a cor azul indica menor intensidade do sinal.

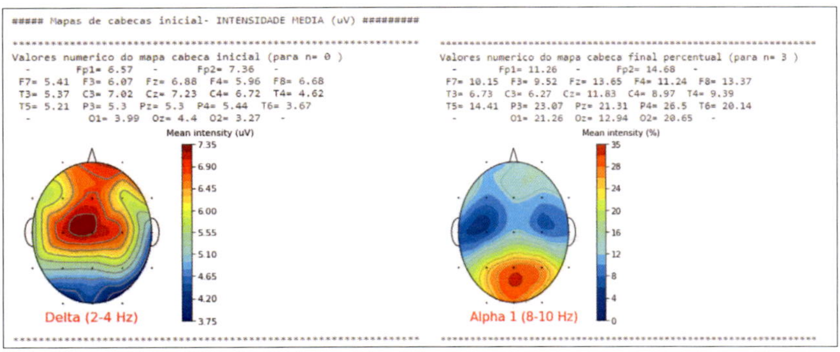

Fonte. o autor.

As frequências típicas mensuradas e analisadas nesse projeto foram: Delta (2-4 Hz), Teta1 (4-6 Hz), Teta2 (6-8 Hz), Alfa1 (8-10 Hz), Alfa2 (10-12 Hz), Beta/SMR (12-15 Hz), Beta1 (15-19 Hz), Beta2 (19-23 Hz), Beta3/HiB (23-38 Hz) e Gama (38-42 Hz). Alguns exemplos de mapeamentos gerados a partir dos dados coletados são mostrados na figura 3.3 para duas dessas frequências (Delta e Alfa 1). Nessa figura, observamos na parte superior os valores numéricos da média do sinal na frequência especificada, mensurados em cada um dos 20 pontos do EEG e, na parte de baixo, apresentamos o mapa de contornos como os valores (a cor vermelha indica maior intensidade do sinal e a cor azul indica menor intensidade do sinal).

É importante salientar que, para ampliar a investigação sobre o efeito da psicoterapia, paralelamente a obtenção dos dados de padrões energéticos cerebrais (mapeamentos qEEG), também solicitamos aos participantes que respondessem alguns questionários auxiliares (dados qualitativos). Esses questionários podem ser vistos na integra em PILLING *et al.* (2022).

3.5 Instrumentação e materiais empregados na pesquisa

Nesse projeto, para as medidas quantitativas utilizamos uma touca com eletrodos, um eletroencefalograma portátil da marca qWiz (de 4 canais e com 24 bits cada); filtro de passagem individual de 0,2 Hz e taxa de amostragem de 512 Hz), gel para eletroencefalograma e um notebook. As medidas qualitativas foram realizadas a partir da aplicação de questionários. Apresentarei detalhes a seguir.

3.5.1 Softwares

Para a análise dos dados utilizamos nesse projeto 4 softwares: Bioexplorer (programa de aquisição de dados do aparelho de qEEG), os programas MAPSCOMPARE e MAPSCOMBINE (ambos programas em Python desenvolvidos pelo autor) e a planilha executável em Excel TQ7 Brain-Trainer. Detalhes sobre cada um desses programas será apresentado a seguir.

BIOEXPLORER: O programa Bioexplorer comercializado no Brasil pela empresa Brain-Trainer é a interface entre o aparelho de encefalograma quantitativo (qEEG) e o computador. Ele foi desenvolvendo para aquisição de dados do qEEG, em particular para converter os dados brutos (intensidade x tempo, numa taxa de amostragem de 512 Hz) em dados limpos para (intensidade media x frequências, a cada segundo) apos a aplicação de filtros de transformada rápida de Fourier e de filtros de correção de ruídos no sinal original. Esse programa é comumente utilizado em treinamentos de Neurofeedbeck.

Para a coleta dos dados utilizamos um design (modelo) pré-fabricado pela Brain-Trainer de aquisição de dados de 4 canais provenientes do equipamento de encefalograma qWiz. Os dados foram salvos no computador em arquivos binários no formato "*.bxs" (formato original do Bioexplorer) e no formato "*.epochs.txt" (arquivo no formato ascii), este último sendo utilizado posteriormente nos programas MAPSCOMPARE e MAPSCOMBINE e na planilha Excel TQ7 Brain-Trainer. Como dito anteriormente, cada mapeamento realizado nesse projeto gerou 5 arquivos *.epochs.txt (um arquivo para cada 4 canais, totalizado os 20 canais mapeados = 5 conjuntos de dados). As medidas continham dados do sinal neuronal do participante ficando 60 segundos com os olhos fechados e depois mais 60 segundos com os olhos aberto, em cada um dos 5 conjuntos de dados coletados (observação: num procedimento típico de neurofeedback na metodologia da Brain-Trainer também são coletados 60 segundos adicionais de dados do participante fazendo alguma tarefa mental, que não foi o caso aqui nesse projeto)

A Figura 3.4 ilustra uma parte do programa de aquisição dos dados Bioexplorer. O painel pequeno da esquerda mostra o conjunto de eletrodos que esta ativa no momento. O painel da direita mostra o sinal mensurado em cada eletrodo tanto no domínio do tempo (EGG) quanto no domínio das frequências (qEEG). Na parte superior desse painel cada do histograma representa uma dada frequência mensurada no sinal em intervalos de 1 Hz ate 60 Hz (cor branca).

Figura 3.4 - Exemplo do programa de aquisição dos dados, Bioexplorer. O painel pequeno da esquerda mostra o conjunto de eletrodos que esta ativa no momento. O painel da direita mostra o sinal mensurado em cada eletrodo tanto no domínio do tempo (EGG) quanto no domínio das frequências (qEEG).

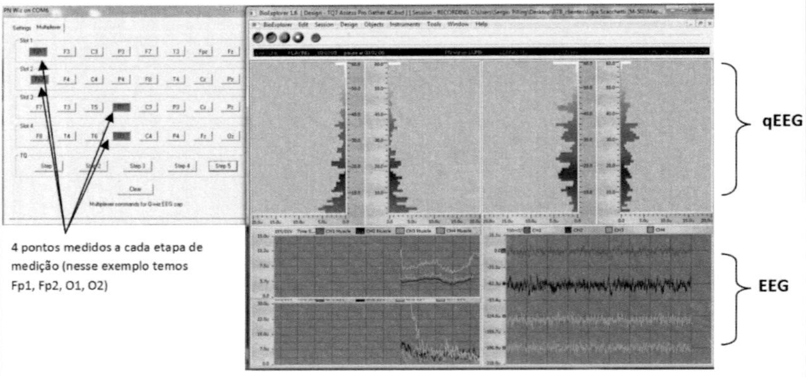

Fonte: o autor.

MAPSCOMPARE e MAPSCOMBINE: Para esse pesquisa foi desenvolvido 2 programas em Python (MAPSCOMPARE e MAPSCOMBINE) para análise dos dados das intensidade dos sinais (microvolts) nas diversas faixas de frequência estudadas. Esses programas utilizaram os dados de saída do programa Bioexplorer (5 arquivos no formato "*.epochs.txt") que com os valores das médias das intensidades de cada uma das frequências a cada segundo. Nos programas em Python utilizamos os dados nos primeiros 60 segundos de cada etapa (apenas olhos fechados), pois estes apresentam melhor qualidade devido a redução do número de artefatos no sinal produzido pelo movimento ocular e movimento das pálpebras. Com esses programas foi possível quantificar as mudanças entre dois mapeamentos qEEG e também a construção de gráficos da comparação entre dois mapeamentos qEEG ilustrando mais facilmente os locais onde ocorreram as mudanças.

Figura 3.5 – Diagrama de cabeças com ilustrando as regiões de maior atividade do sinal neuronal nas diferentes frequências estudadas da participante P3 obtido em 22/03/2022 (mapeamento 1; antes da psicoterapia). Painel superior apresenta dados absolutos (intensidade do sinal em microvolts) e painel inferior apresenta os dados relativos em percentual (similar à análise feita pela planilha TQ7-Brain-Trainer).

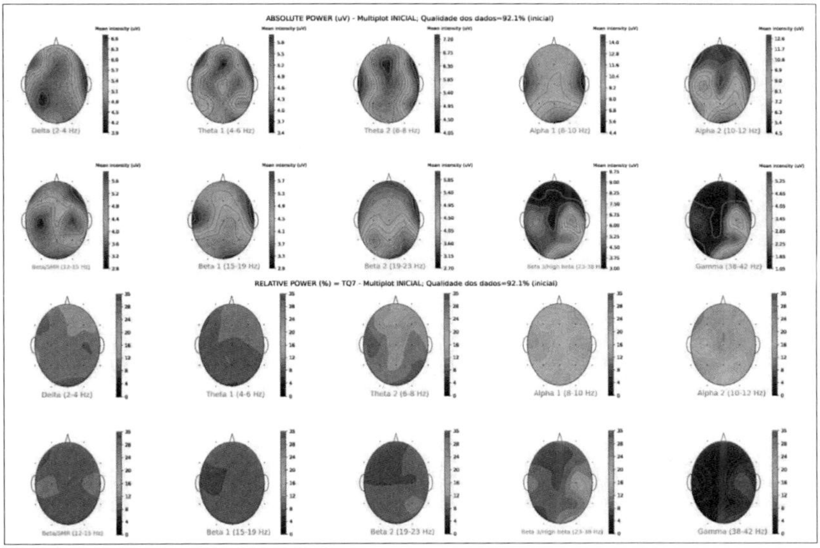

Fonte: o autor.

A figura 3.5 apresenta exemplos dos gráficos gerados pelos programas MAPSCOMPARE e MAPSCOMBINE com os mapeamentos qEEG ilustrando as regiões de maior atividade do sinal neuronal nas diferentes frequências estudadas da participante P3 obtido em 22/03/2022 (mapa 1; antes da psicoterapia). Painel superior apresenta dados absolutos (potência do sinal em microvolts) e painel inferior apresenta os dados relativos em percentual (similar à análise feita pela planilha Excel TQ7 Brain-Trainer).

Figura 3.6 – Painel superior: Diagrama de cabeças ilustrando as diferenças no sinal neuronal nas diferentes frequências estudadas da participante P3 comparando-se os mapeamentos 1 e 2 (antes e depois da psicoterapia). Painel inferior: Espectrograma das diferenças no sinal neuronal nas diferentes frequências estudadas da participante P3 comparando-se os mapeamentos 1 e 2. A faixa hachurada indica a região de incerteza da técnica. Regiões de maiores mudança estão destacadas pelas setas/elipses. Ver detalhes no texto.

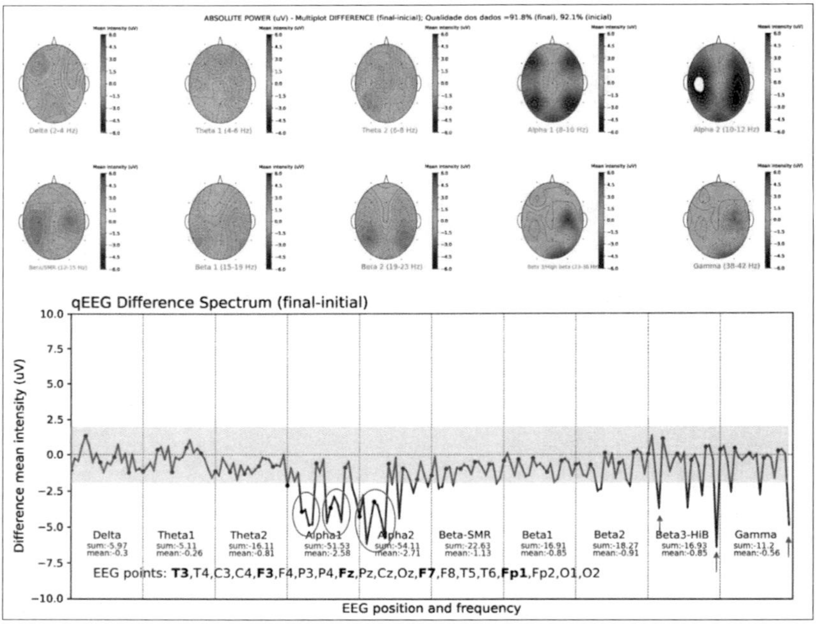

Fonte: o autor.

Outro exemplo de gráfico para análise do sinal, com ênfase na comparação das medidas, obtido pelos programas MAPSCOMPARE e MAPSCOMBINE é mostrado na figura 3.6. O painel superior dessa figura mostra o diagrama de cabeças ilustrando as diferenças no sinal neuronal nas diferentes frequências estudadas da participante P3 comparando-se os mapeamentos 1 e 2 (antes e depois da psicoterapia). No painel inferior temos o espectrograma das diferenças no sinal neuronal nas diferentes frequências estudadas da participante P3 comparando-se os mapeamentos 1 e 2. A faixa hachurada indica a região de incerteza da técnica. Regiões de maiores mudança estão destacadas pelas setas/elipses (setas mostram mudanças mais pontuais e elipses mudanças em grupos de pontos). O espectrograma é uma ferramenta interessante de análise, pois a partir dele podemos comparar matematicamente diferentes mapeamentos, fazer cálculos diversos (subtrações, médias) e com isso evidenciar bem as diferenças entre dois mapeamentos.

Planilha Excel TQ7 Brain-Trainer: Uma parte das análises dos mapeamentos dos participantes foi feita utilizando a planilha executável em Excel TQ7 Brain-Trainer. Essa planilha foi desenvolvida por Peter van Deusen e é uma ferramenta utilizada pelos treinadores de neurofeedback certificados pela empresa Brain-Trainer (detalhes estão descritos em RIBAS *et al.* (2016, 2018). Este método é padronizado e repetido igualmente em todas as clínicas do país que utilizam o sistema Brain-Trainer. Em particular nessa etapa de analise, utilizamos além dos dados coletados com os olhos fechados (OF), também os dados coletados com os olhos abertos (OA).

Conforme descrito em Ribas *et al.* (2016, 2018), essa planilha automatizada utiliza os arquivos no formato "*.epochs.txt" produzidos pelo programa de aquisição Bioexplorer para gerar um análise automática sobre os perfis energéticos da pessoa do mapeamento. Dentre os parâmetros analisados no sinal estão: grãos de assimetria, conectividade, responsividade, coerência, padrões erráticos de sinal, entre outros. A planilha apresenta ainda informações sobre os padrões disfuncionais encontrados no mapeamento e sugere um protocolo de treino de neurofeedback para a minimização desses padrões.

A figura 3.7 apresenta, para fins didáticos, algumas imagens extraídas da planilha em Excel TQ7 Brain-Trainer (tabela com alguns dados do sinal neuronal em algumas frequências (em percentual) e algumas razoes de sinal; exemplo de histograma do sinal em alguns pontos; e exemplo de dado percentual em faixas de frequência distintas apresentados em um diagrama de cabeça). É importante salientar que algumas informações extraídas da planilha TQ7 foram bastante úteis para as análises dos dados desse trabalho cuja discussão detalhada é apresentada no próximo capítulo.

Figura 3.7 – Exemplos de imagens extraídas da planilha em Excel TQ7 Brain-Trainer com informações sobre o mapeamento cerebral de um dos participantes dessa pesquisa (ex. percentual do sinal em algumas frequências em cada canal, histogramas do sinal na região frontal, distribuição do sinal percentual no mapeamento de cabeças).

Nome: P12 MAPA 2 Idade: 48
Treinador: Sergio Pilling Guapyassu Data: 01/09/2022

Português

Histograma

Visão geral do EEG	F7	F3	Fp1	Fz	Fp2	F4	F8	T3	C3	Cz	C4	T4	T5	P3	Pz	P4	T6	O1	Oz	O2
Percentual lentas OF	34%	30%	25%	33%	26%	27%	28%	29%	28%	32%	25%	25%	28%	33%	26%	30%	26%	30%	26%	27%
Percentual lentas OA	25%	26%	21%	31%	27%	26%	30%	25%	28%	30%	27%	23%	29%	26%	25%	25%	25%	27%	26%	25%
Pecentual médias OF	31%	33%	28%	33%	32%	33%	31%	34%	33%	34%	33%	35%	36%	35%	38%	35%	34%	38%	37%	36%
Percentual médias OA	25%	32%	24%	32%	31%	33%	31%	29%	33%	33%	34%	36%	34%	34%	35%	34%	35%	37%	34%	37%
Percentual rápidas OF	36%	37%	46%	34%	42%	40%	41%	37%	39%	34%	42%	40%	36%	32%	35%	35%	39%	32%	37%	37%
Percentual rápidas OA	50%	43%	54%	37%	42%	41%	39%	47%	39%	37%	38%	41%	37%	40%	40%	41%	39%	36%	40%	38%
Velocidade EEG																				
Freq de pico de alfa	8,9	9,1	9,4	9	9,2	9,2	9,1	9,2	9,4	9,1	9,4	9,5	9,1	9,3	9,2	9,6	9,1	9,3	9,4	9,4
Freq de pico de beta	21	23,2	22,8	21,4	22,3	23,4	21,4	20,4	22,2	21,1	22,2	21,1	19,6	20,1	19,5	20,3	19,6	18,5	21,1	19,3
Freq de pico geral	7,1	11,6	13,6	7,1	12,9	13,2	11,4	9	11,7	6,7	12,8	10,9	8,1	7,5	9,1	8,8	8,9	7,9	9,8	8,5
Padrão de alfa																				
Razão A/T OF	1	1,2	1,2	1	1,3	1,3	1	1,2	1,2	1	1,3	1,4	1,5	1,1	1,4	1,2	1,2	1,3	1,6	1,5
Razão A/T OA	1,1	1,2	1,2	1,1	1,3	1,2	1,1	1,2	1,1	1,1	1,2	1,7	1,2	1,3	1,3	1,3	1,3	1,4	1,4	1,4
Alfa OF/OA	1,1	0,9	1	1,3	1,1	1	1,1	1,2	1	1,2	1	1	1,3	1,2	1,4	1,1	1,1	1,1	1,3	1,1
Alfa OA/TRF	-	-	-	-	-	-	-	-	-	-	-	-	-	-	-	-	-	-	-	-

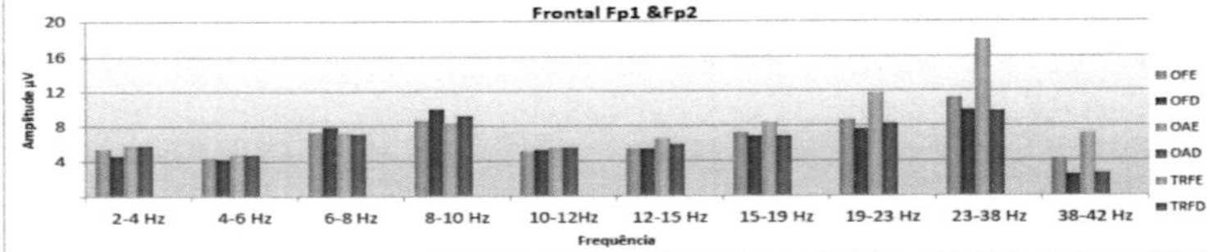

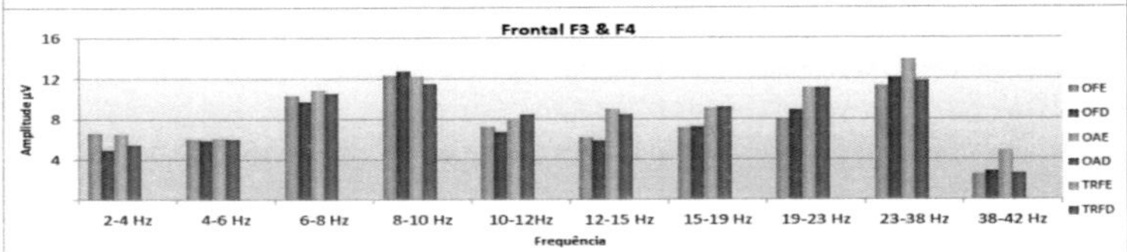

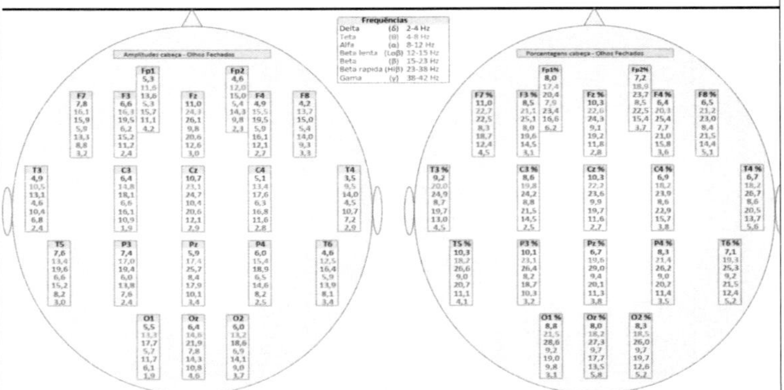

Fonte: o autor (adaptado da planilha em Excel TQ7 Brain-Trainer)

3.5.2 Questionários de avaliação subjetiva

Além das dos mapeamentos cerebrais feito com o aparelho de qEEG nessa pesquisa também foram aplicados questionários de avaliação subjetiva aos participantes (cuja resposta foi opcional). Os questionários foram aplicados em papel e em alguns casos foram respondidos antes do mapeamento e outros casos depois. O questionário Q1, de avaliação subjetiva de humor/bem-estar psíquico e avaliação de queixas foi adaptado de um formulário utilizado por treinadores de neurofeedback certificados da empresa Brain-Trainer (CREP; https://provider.brain-trainer.com/create-client-report?field_trainer=7022). Os questionários Q2 e Q3 são questionários tradicionais e certificados pelo conselho de psicologia para a avaliação de grau de depressão (PHQ-9; adaptado de FRAGUAS et al. 2006) e ansiedade (GAD-7; adaptado do site https://saudebrb.com.br/sistema/public/pesquisa), respectivamente. O questionário Q4 foi utilizado para determinar o tipo de personalidade do participante segundo a classificação "16personalities"/ MBTI, inspirado nos trabalhos do psicólogo Carl Jung (adaptado do site https://www.16personalities.com/). Cabe salientar que as respostas anônimas dos questionários Q1 e Q4, foram posteriormente preenchidas nos formulários on-line correspondentes, para a realização da avaliação/pontuação. Esses questionários podem ser vistos na integra em PILLING *et al.* (2022).

3.6 Conflitos de interesse

Esta pesquisa independente não recebeu financiamento algum, exceto o investimento do próprio autor na aquisição dos equipamentos e na certificação na técnica de neurofeedback pela Brain-Trainer. Os membros da pesquisa não receberam nenhum pagamento por ela. Os resultados são genuínos e isentos de quaisquer interesses comerciais. Esta pesquisa teve como objetivo fornecer conhecimento sobre o efeito da psicoterapia nos padrões energéticos cerebrais quantificados pela técnica de eletroencefalografia quantitativa

(EEG). É importante destacar que os treinadores da Brain-Trainer são certificados internacionalmente e fornecem dados de excelente qualidade, garantindo assim que a coleta dos dados deste projeto seja realizada com padrão de qualidade internacional.

3.7 Desafios encontrados na pesquisa

Os principais desafios encontrados nesse projeto foram: i) a baixa adesão de participantes (dificuldades para promoção da pesquisa em si), tanto do grupo de pesquisa quanto do grupo de controle; ii) a desistência de alguns participantes do grupo de pesquisa durante o processo; iii) a participação de apenas participantes do sexo feminino; iv) o número reduzido de participantes que não tomaram nenhum tipo de medicação psicoativa durante a pesquisa (dois participantes).

4

RESULTADOS E DISCUSSÃO

Neste capítulo, apresentarei os principais resultados e discussões obtidos a partir da análise dos dados quantitativos (mapeamento do sinal neuronal em diferentes faixas de frequência em diferentes pontos do cérebro, coletados antes e depois das sessões de psicoterapia) e dos dados subjetivos (qualitativos) dos questionários aplicados aos participantes. A combinação desses dois tipos de análise (quantitativa e qualitativa) permitiu um melhor entendimento do processo da relação mente-cérebro e, em particular, das mudanças cerebrais induzidas pela psicoterapia na abordagem TCC.

Como dito anteriormente, nossa previsão inicial era de coletar dados de 20 participantes do grupo pesquisa e 20 participantes do grupo controle, mas tivemos dificuldade de aderência dos participantes à pesquisa, de forma que os dados foram obtidos com cerca de 35% do total de participantes previstos. Dessa forma optamos por apresentar os resultados dos participantes individualmente e não de uma forma coletiva (embora alguns apontamentos sobre o grupo como um todo também foram feitos no final).

A coleta dos dados foi realizada com o objetivo de obter a maior qualidade possível, minimizando a influência de ruídos e interferências. Somente foram considerados dados com qualidade superior a 90%. As medidas foram realizadas no Sepa/Univap, seguindo as normas éticas e de segurança relacionadas à epidemia do Covid-19, com o equipamento higienizado com álcool 70% antes de cada participante. O processo psicoterapêutico dos participantes do grupo de pesquisa foi conduzido na abordagem TCC (teórica cognitiva comportamental) por psicólogos formandos (estudantes do curso de psicologia da UNIVAP em último ano da graduação) sem vinculo algum com o presente trabalho e nas dependências do próprio Sepa/Univap. No entanto, é importante considerar que o desempenho ainda não ideal do psicólogo-estudante pode ter influenciado alguns resultados não esperados do procedimento dessa pesquisa para alguns participantes.

Inicialmente, apresentaremos os resultados e discussão separadamente para cada um dos participantes no grupo pesquisa e na sequência discorremos sobre as análises feitas no grupo controle envolvendo a reprodutibilidade do processo de obtenção de dados e da acurácia da metodologia.

4.1 Grupo pesquisa

Nessa seção apresentarei a análise do conjunto de dados coletados de sete participantes do grupo pesquisa (todos do sexo feminino). Informações técnicas sobre esses participantes estão listadas na tabela 1. Caber salientar que alguns participantes tomaram medicação com substâncias psicoativas no período entre os mapeamentos e informamos que a utilização de substâncias psicoativas (tanto as de uso recreativo quanto medicamentos com o objetivo de ajustar níveis de neurotransmissores) poderia aumentar ou diminuir artificialmente os níveis do sinal neuronal em regiões especificas e em frequência especificas. Dois participantes (P13 e P14) não utilizaram nenhum tipo de medicamento no período e neles as mudanças mensuradas nos mapeamentos foram exclusivamente devido a psicoterapia.

Tabela 1 – Informações técnicas dos participantes do grupo pesquisa.

Código	Idade	Sexo	Data do mapeamento #1	Data do mapeamento #2	Número de sessões psico-terapêuticas (TCC)	Info adicional / uso de medicamento
P3	24	F	22/03/2022	07/06/2022	11	Uso da medicação ritmoneuram RTM fitoterápico para dormir as vezes. Reportou um histórico de eventos traumáticos.
P4	42	F	22/03/2022	14/06/2022	12	Uso das medicações sertalina e rivotril (para dormir as vezes)
P9	21	F	31/03/2022	15/06/2022	12	Uso de fluoxetina. Reportou um histórico de eventos traumáticos.
P12	47	F	06/04/2022	08/06/2022	10	Uso das medicações ácido valpróico e amitriptilina (para ambos reportado o uso apenas na época do mapeamento 2)
P13	20	F	11/04/2022	21/06/2022	11	Reportou um histórico de abuso.
P14	27	F	11/04/2022	24/06/2022	11	Reportou um histórico de ferimentos significativos na cabeça e atividade convulsiva.
P15	48	F	12/04/2022	21/06/2022	11	Uso das medicações fluoxetina e levozine. Reportou um histórico de atividade convulsiva e abusos e eventos traumáticos.

Nas subseções a seguir apresentarei os resultados objetivos (quantitativos) dos mapeamentos qEEG realizados nos participantes e também os resultados subjetivos obtidos das análises dos questionários (qualitativos). Uma comparação entre ambos os resultados nos permite ampliar a discussão e análise de cada caso estudado.

4.1.1 Participante P3 (mulher, 24 anos)

A participante P3 é uma mulher de 24 que reportou tomar medicação ritmoneuram RTM fitoterápico, às vezes, para dormir. Esse medicamento tem como princípio ativo a substância *Passiflora Incarnata* sendo um calmante fitoterápico. Segundo a bula do medicamento, nas doses recomendadas não são conhecidos efeitos adversos ao medicamento. Raramente podem ocorrer reações adversas como náuseas, vômitos, dor de cabeça e taquicardia. No caso de doses excessivas, poderão provocar sedação prolongada e estados de sonolência. Como mencionado anteriormente, a utilização de substâncias psicoativas podem modificar artificialmente os níveis do sinal neuronal em regiões específicas e em frequências específicas. A participante reportou um histórico de eventos traumáticos relatou e ausência de ferimentos significativos na cabeça ou atividade convulsiva. O mapeamento 1 dessa participante foi feito no dia 22/03/2022 e o mapeamento 2 foi feito no dia 07/06/2022, após 11 sessões de psicoterapêuticas na abordagem TCC.

A figura 4.1 apresenta diagrama de cabeças (ou mapeamento de cabeças), obtidos pelos programas em Python desenvolvidos pelo autor, ilustrando as regiões de maior atividade do sinal neuronal nas diferentes frequências estudadas da participante P3 obtido em 22/03/2022 (mapeamento 1; antes da psicoterapia). O painel superior apresenta os dados absolutos (sinal em microvolts). Cada figura de cabeça apresenta a distribuição de intensidade de uma dada frequência específica (ex. Delta (2-4Hz), Teta2 (4-6Hz), Teta2 (6-8Hz), Alfa1 (8-10Hz), Alfa2 (10-12Hz), Beta/SMR (12-15Hz), Beta1 (15-19Hz), Beta2 (19-23Hz), Beta3/HiB (23-38Hz), Gama (38-42Hz)). Em cada frequência mapeada (representada por cada uma das figuras com desenho de cabeça), a cor vermelha indica as regiões com maior intensidade do sinal neuronal e a cor azul as com menor sinal. Valores intermediários são ilustrados por cores intermediarias (ver escala lateral ao lado de cada figura de cabeça). No painel inferior da figura 4.1 são apresentadas as figuras de cabeças com os dados relativos (% do total), similar a analise feita pela planilha Excel TQ7 Brain-Trainer. Nesse caso a escala de cores é mesma para todas as figuras de cabeças indo de 0% (azul) a 35% (vermelho). Valores em azul indicam um percentual baixo da presença daquela frequência na região cerebral considerada e valores em vermelho indica um percentual alto da presença daquela frequência na região cerebral considerada. É importante o leitor prestar bastante atenção na descrição dessa figura (e igualmente na descrição da figura 4.2 e 4.3), pois esses modelos de figuras aparecerão diversas vezes ao longo do capítulo.

A análise detalhada do mapeamento 1, empregando a planilha Excel TQ7 Brain-Trainer e utilizando também dados de mapeamentos medidos com olhos abertos, permitiu um investigação mais profunda sobre os padrões energéticos desse cérebro. Para discussão esse detalhamento foi dividido nos seguintes tópicos: A) Padrões de frequência, B) Padrões de Alfa, C) Linha média sagital, D) Padrões de simetria, E) Padrões de conectividade, F) Padrões de ritmo sensório motor (SMR) e G) Padrões relacionados a problemas de sono. Veremos abaixo mais detalhes sobre cada um deles.

Figura 4.1 – Diagrama de cabeças com ilustrando as regiões de maior atividade do sinal neuronal nas diferentes frequências estudadas da participante P3 obtido em 22/03/2022 (mapeamento 1; antes da psicoterapia). Painel superior apresenta dados absolutos (intensidade do sinal em microvolts) e painel inferior apresenta os dados relativos em percentual (similar à análise feita pela planilha Excel TQ7-Brain-Trainer).

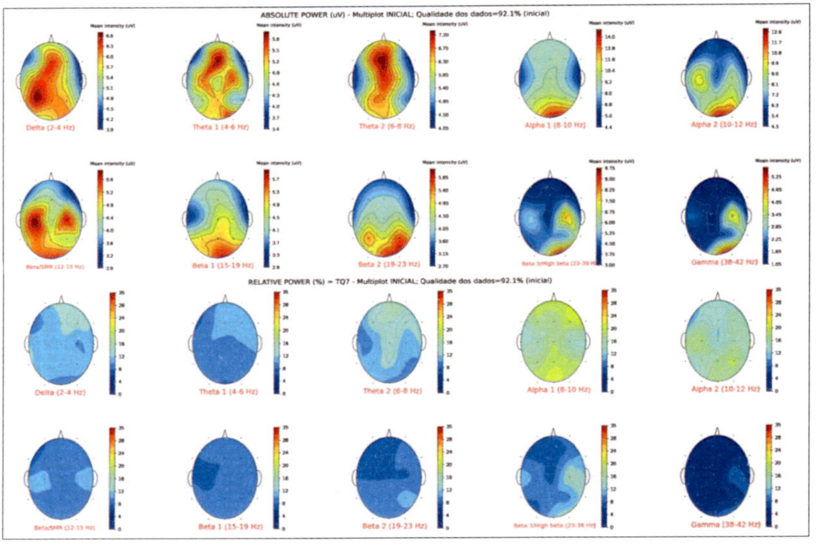

Fonte: o autor

A. Padrões de frequência: Apesar de este cérebro ser dominado por nenhuma faixa de frequência em particular, os seguintes padrões foram encontrados, que são comumente associados a um cérebro com dominância de ondas lentas e rápidas: <u>i) Frequência de pico global baixa:</u> Frequência pico global é uma medida da velocidade geral do cérebro. Picos baixos indicam uma dominância de frequências lentas. Isto é consistente com dificuldades em manter foco externo, dificuldade com detalhes e processamento de linguagem, depressão em potencial e afetos com baixo nível de energia. Este cérebro mostra frequências de pico lentas em todos os pontos menos T4 e O2; <u>ii) Razão Teta/Beta</u>

alta: A razão Teta/Beta mede a relação entre os processos subconscientes e conscientes. Altos índices dessa razão mostram dominância de Teta (acesso ao subconsciente) que pode estar relacionada com foco interno de consciência, processamento baseado em imagem e não em linguagem, pensamento intuitivo ao invés de lógico/sequencial e dificuldade com detalhes. Este cérebro mostra esses padrões em F3, F4, C3, Fz, Pz e Cz; iii) Frequência de pico de Beta muito alto: Vimos anteriormente que a frequência Beta pode ser subdividida em várias bandas: 12-15 Hz, 15-19 Hz, 19-23 Hz e 23-38 Hz. Sendo que, este grupo mais rápido (23-38 Hz) chamado de Beta3/HiB, na maior parte das vezes, não funcional quando em demasia. Beta3/HiB está mais associado à hipervigilância e medo baseado em trauma. Frequências pico em Beta rápida indicam uma maior parcela de Beta rápida. Picos em Beta rápida são mostrados em todos os pontos menos Fz, Cz, T5 e O1. iv) Razão Teta/Beta baixa: A razão Teta/Beta mede a relação entre os processos subconscientes e conscientes. Baixos índices mostram dominância de Beta (consciente), que pode estar relacionada com estresse, ansiedade, sensibilidade e predomínio da razão sobre a emoção. Este cérebro mostra esses padrões em vários pontos, como por exemplo, em Oz, T3, T4, T5, T6, P3, P4, O1 e O2.

B. Padrões de Alfa: É esperado que o sinal de Alfa seja mais forte na parte posterior do cérebro do que na parte anterior e mais forte ao longo do hemisfério direito do que no esquerdo. Perturbações nestas relações identificam uma categoria chamada de assimetria de Alfa, que está correlacionada com uma série de questões de humor e função executiva. No mapeamento 1 do participante P3 observamos que o padrão de Alfa esta assimétrico. I) Localização: Este cérebro apresenta padrões de assimetria de Alfa nos pares de pontos F3/F4, F7/F8, C3/C4, T3/T4, T5/T6, P3/

P4 e O2/O1; ii) Responsividade: O presente mapeamento cerebral mostra níveis esperados de responsividade em Alfa; iii) Dominância: No lado anterior foi observado uma frequência de pico de Alfa abaixo do esperado nos pontos F3, F4, F7, F8, Fz e Cz. Isso é comumente associado com baixa motivação, dificuldade em encontrar palavras, confusão mental, memória de trabalho reduzida. Neste mesmo lado anterior foi observada ainda uma frequência de pico Alfa acima do esperado nos pontos C3, T3 e T4, o que estaria associado com ansiedade e ímpeto de agir, mesmo diante de uma situação tranquila; iv) Sincronia: Uma baixa conectividade de Alfa foi encontrada nos pares de pontos C3/C4 e P3/P4. Isso é condizente com dificuldades em manter um estado tranquilo de consciência, com a habilidade de descansar entre (e durante) tarefas, podendo ser associado a estado de fadiga. Esse padrão também pode se correlacionar com problemas de aprendizado e de processamento sensorial na medida em que áreas do cérebro não compartilham informações de um modo suave.

C. Linha média sagital (pontos Fz, Cz, Pz e Oz): Este cérebro mostra desaceleração no vértex (Cz), o que poderia estar relacionado com impulsividade física, baixo controle de relaxamento físico, problemas de manutenção do corpo e distração. Este ponto central na parte superior do cérebro é ligado ao tálamo e gânglios da base, centros de regulação sensorial e motora. O ponto Cz está localizado sobre o córtex motor e pode ser útil para o controle motor e problemas de sono. Além disso, o mapeamento 1 mostra um cérebro com uma baixa conectividade na rede modo padrão (DMN) entre os pontos nas frequência de Alfa, Teta e Gama. Isto é associado a dificuldades para atingir a quietude, autoconsciência limitada e, talvez, a própria fadiga. A rede modo padrão é um sistema comumente descrito como "o responsável pelo cérebro faz quando ele não está fazendo nada." Trata-se de conexões entre cingulado anterior e posterior. Ele é ativado quando as tarefas são internamente orientadas, e quando está pensando sobre si mesmo, sonhando acordado, etc., e desativado quando uma tarefa externa é o foco. Ele é mais encontrado em estados de consciência de foco aberto e menos em ações de foco fechado.

D. Padrões de simetria: <u>i) comparação de Alfa entre hemisférios esquerdo/direito:</u> Foi observado neste mapeamento que o cérebro é mais lento no hemisfério esquerdo do que no direito. É esperado que o hemisfério esquerdo seja mais ativado do que o direito, mas neste cérebro é menos ativado. Isso pode resultar em falta de atenção a estímulos exteriores, dificuldade em criar e manter rotinas, tendência para ter baixa de energia e sentimentos depressivos. Esse tipo de padrão também estaria associado a um processamento de linguagem fraco. Os seguintes pares de pontos mostram esse padrão: F3/F4, F7/F8, C3/C4, T3/T4, T5/T6, P3/P4 e O1/O2. Adicionalmente, foi observada uma dominância de Alfa no hemisfério esquerdo. Isso pode ter relação com humor deprimido, visão negativa da experiência, talvez com dificuldade no processamento da linguagem. Os pares de pontos a seguir mostram esse padrão: F3/F4, F7/F8, C3/C4, T3/T4, T5/T6, P3/P4 e O2/O1. <u>ii) Comparação de Alfa entre hemisférios anterior/posterior:</u> Este mapeamento mostrou um cérebro mais lento na região anterior que na posterior por causa da baixa ativação frontal. Problemas com motivação, atenção, tomada de decisões, pensamento crítico e outras funções executivas seriam consistentes com esse padrão cerebral. Os seguintes pares de pontos mostraram esse padrão: F8/T6, F3/P3, F4/P4 e Fz/Pz .

E. Padrões de conectividade: Neste mapeamento observamos baixos níveis de sincronia podem estar relacionados com um cérebro que desperdiça energia, podendo resultar em fadiga e, às vezes, desaceleração generalizada. Eles também podem indicar ineficiência na ligação entre vários locais do cérebro, o que pode afetar a comunicação. Este cérebro mostra baixa sincronia de ondas lentas nos seguintes pares de pontos: C3/C4, Cz/Oz e P3/P4.

F. Padrões do ritmo sensório motor (SMR): Nesse mapeamento observamos que o sinal SMR está abaixo da meta de 10-12% no córtex sensório-motor, com os olhos abertos. Quanto mais baixos os níveis, mais provável será que os seguintes problemas estejam presentes: insônia no inicio do sono e hiperatividade física.

G. Problemas de sono: Embora este cérebro apresente níveis baixos de SMR o quadrante posterior direito não mostra nenhum sinal de atividade rápida incomum dessa forma não apresentado qualquer problema relacionado a insônia inicial. O cérebro não foi dominado por ondas rápidas (possível causador de sono leve e insônia terminal). Além disso, o mapeamento mostrou que o cérebro também não foi dominado por ondas de baixa frequência nem teve sinal de forte desaceleração de padrões Alfa (possíveis causadores de sono não reparador)

A figura 4.2 apresenta diagrama de cabeças ilustrando as regiões de maior atividade do sinal neuronal nas diferentes frequências estudadas da participante P3 obtido em 07/06/2022 (mapeamento 2; após 11 sessões de psicoterapia na abordagem TCC). A descrição dessa figura é similar à figura 4.1. Uma comparação visual entre as figuras 1 e 2 mostra que variações aconteceram nos padrões energéticos cerebrais entre esses dois mapeamentos e um aprofundamento sobre essas mudanças serão detalhados a seguir.

Figura 4.2 – Diagrama de cabeças com ilustrando as regiões de maior atividade do sinal neuronal nas diferentes frequências estudadas da participante P3 obtido em 07/06/2022 (mapeamento 2; depois de 11 sessões de psicoterapia). Painel superior apresenta dados absolutos (intensidade do sinal em microvolts) e painel inferior apresenta os dados relativos (em percentual).

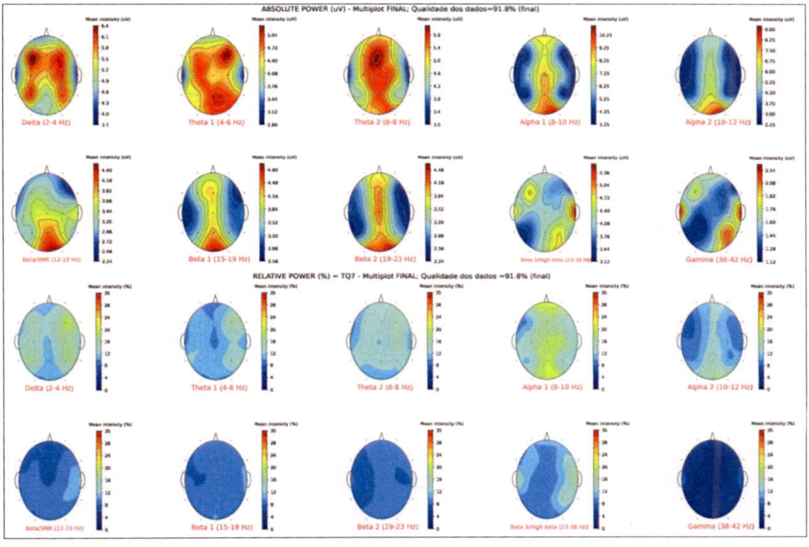

Fonte: o autor.

A análise detalhada do mapeamento 2 (e comparativa ao mapeamento 1), empregando a planilha Excel TQ7 Brain-Trainer, permitiu identificar as seguintes variações no cérebro, dentro dos tópicos avaliados anteriormente:

A. Padrões de frequência: i) A frequência de pico global baixa piorou no ponto O2; ii) A razão Teta/Beta alta melhorou em F3 e piorou nos pontos C4, Oz e P4; iii) A frequência de pico de Beta muito alto melhorou no ponto O1 e piorou nos pontos Pz, Oz e T6; iv) A razão Teta/Beta baixa melhorou nos pontos T5 , T6 , P3 , P4.

B. Padrões de Alfa: i) Localização: Não houve alterações significativas. ii) Responsividade: Não houve alterações significativas. iii) Dominância: Nesse mapeamento 2, foram observadas variações no lado anterior do cérebro, mostrando que os pontos C3, T3 e T4 estão com frequências de pico Alfa abaixo do esperado. No lado posterior, observamos uma piora nos pontos Pz, T5, P3 e P4 (com picos Alfas abaixo do esperado). Isso poderia estar correlacionado com níveis baixos de energia, memória de trabalho reduzida, perturbações no sono; iv) Sincronia: não houve alterações significativas.

C. Linha média sagital: Não houve alteração significativa entre os mapeamentos.

D. Padrões de simetria: houve uma melhora na simetria esquerda/direita entre os pontos F3/F4. Não houve alterações significativas na dominância de Alfa nos hemisférios anterior/posterior quando comparado ao mapeamento 1.

E. Padrões de conectividade: houve uma leve piora nos pares de pontos O1/O2 indicando um excesso de sincronia em ondas rápidas que pode estar relacionado com dificuldade de processamento ou extrema sensibilidade à luz e estímulos visuais, distúrbios do sono ou dores de cabeça.

F. Padrões de ritmo sensório motor (SMR): Não houve alterações significativas.

G. Padrões relacionados a problemas de sono: Não houve alterações significativas

Na Figura 4.3 apresentamos o diagrama de cabeças (painel superior) e o espectrograma (painel inferior) das diferenças no sinal neuronal nas diferentes frequências estudadas da participante P3 comparando-se os mapeamentos 1 e 2 (antes e depois da psicoterapia). A escala de cores apresentada para as diferenças no sinal neuronal vai de -6 mV (azul) a 6mV (vermelho). Valores fora dessa escala aparecem como buracos brancos na figura e indicam regiões de mudança muito grande no sinal entre os mapeamentos. No espectrograma das diferenças, o eixo vertical indica a diferença do sinal e vai de -10 mV a 10 mV, e o eixo horizontal indica, de forma linear, os vários pontos medidos no EEG em diferentes frequências (20 pontos no EEG x 10 frequências = 200 pontos no gráfico).

Figura 4.3 – Painel superior: Diagrama de cabeças ilustrando as diferenças no sinal neuronal nas diferentes frequências estudadas da participante P3 comparando-se os mapeamentos 1 e 2 (antes e depois da psicoterapia). Painel inferior: Espectrograma das diferenças no sinal neuronal nas diferentes frequências estudadas da participante P3 comparando-se os mapeamentos 1 e 2. A faixa hachurada indica a região de incerteza da técnica. Regiões de maiores mudança estão destacadas pelas setas/elipses. Ver detalhes no texto.

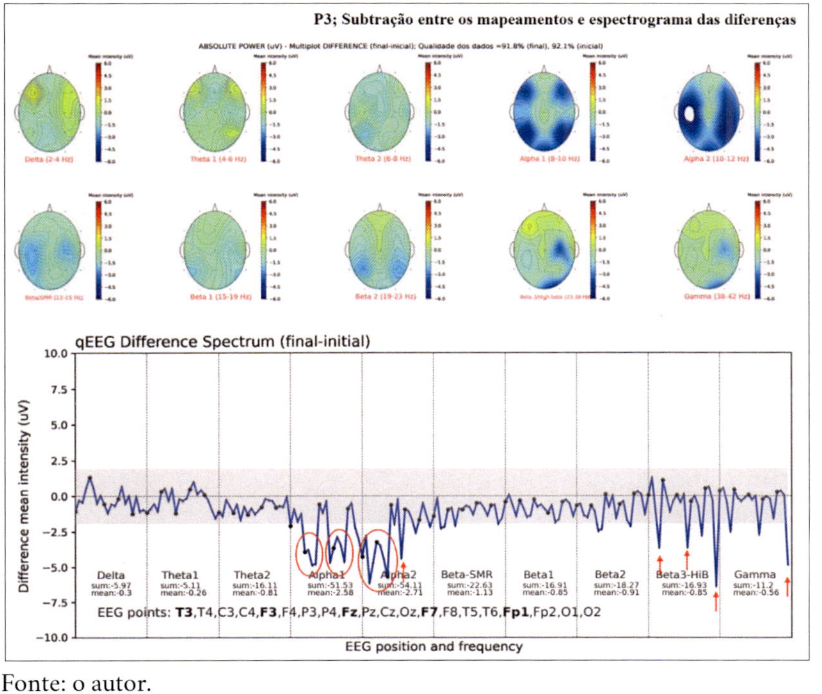

Fonte: o autor.

A faixa hachurada na figura 4.3 indica a região de incerteza da técnica, obtida com o estudo do grupo controle (mostrado no final do capítulo). O gráfico apresenta dez blocos separados por linhas verticais tracejadas onde cada um representa uma faixa de frequência (equivalente a uma figura ou diagrama de mapeamento de cabeça). A distribuição dos pontos EEG em cada um desses blocos e a seguinte: **T3**, T4, C3, C4, **F3,** F4, P3, P4, **Fz**, Pz, Cz, Oz, **F7**, F8, T5, T6, **Fp1**, Fp2, O1, O2 (os valores em negrito nessa lista nos ajuda a identificar respectivos pontos na figura que são indicados por bolinhas pretas sobre a curva azul). Em cada bloco também é apresentado o nome da frequência considerada e alguns valores quantificados tais como soma e média dos valores medidos no bloco. Esses números são importantes, pois dão informações quantitativas das mudanças que estão ocorrendo entre dois mapeamentos estudados. Cabe salientar que no gráfico do espectrograma ou no mapeamento das diferenças valores positivos indicam que o sinal no mapeamento 2 foi maior do que o do mapeamento 1, ou seja, houve um aumento do sinal e valores negativos indicam que o sinal do mapeamento 2 foi menor do que o do mapeamento 1, ou seja, houve uma diminuição do sinal.

Figura 4.4 - Diagrama esquemático exemplificando as "inversões no sinal" esquerda/direita (painéis superiores) e anterior/posterior (painéis inferiores) mensuradas nos mapeamentos 1 e 2 do participante P3, obtidos com olhos fechados, na frequência Beta integrada (15-38 Hz). O padrão desejado é exemplificado pela região com o fundo branco nos gráficos. Linhas pontilhadas representam padrões indesejáveis de "inversão" de sinal. A região com o fundo branco no gráfico indica a região mais desejável para tipo de comparação.

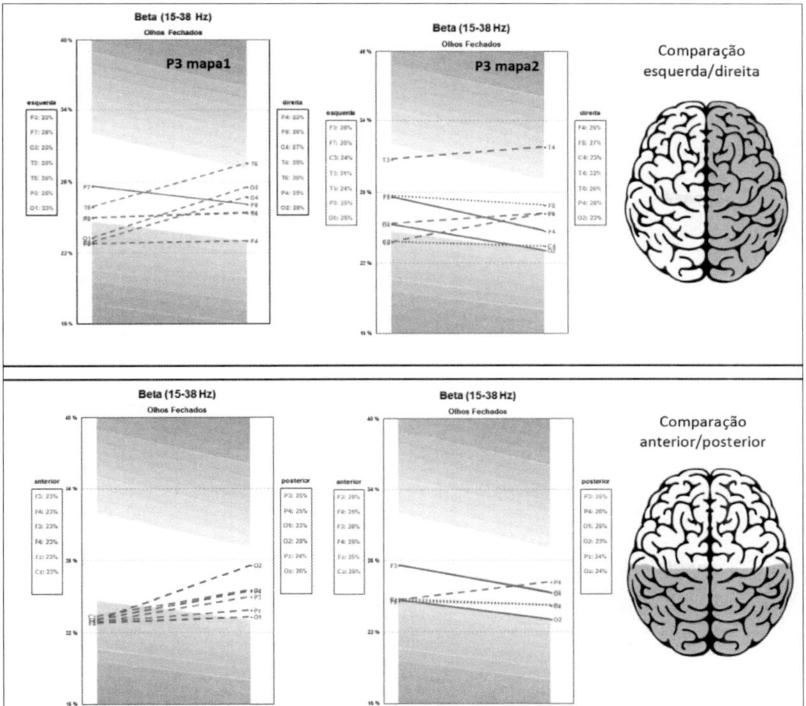

Fonte: O autor (adaptado das análises feitas com planilha Excel TQ7 -Brain-Trainer)

Na análise do espectrograma observamos que, em geral, houve um decréscimo no sinal médio (microvolts) em todas as frequências. O maior decréscimo no sinal neuronal foi observado em Alfa2 (principalmente em P3, P4, Oz e T6) e em Alfa1 (principalmente nos pontos P3, P4, Oz e T6). Além disso, observamos uma grande redução em Beta3/HiB e Gama no ponto O2. Adicionalmente, observamos um pequeno aumento em Delta no ponto F4.

Figura 4.5 - Diagrama esquemático exemplificando as "inversões no sinal" esquerda/direita (painéis superiores) e anterior/posterior (painéis inferiores) mensuradas nos mapeamentos um e dois do participante P3, obtidos com olhos fechados, na frequência Alfa (10-12 Hz). Linhas pontilhadas representam padrões indesejáveis de "inversão" de sinal. A região com o fundo branco no gráfico indica a região mais desejável para tipo de comparação.

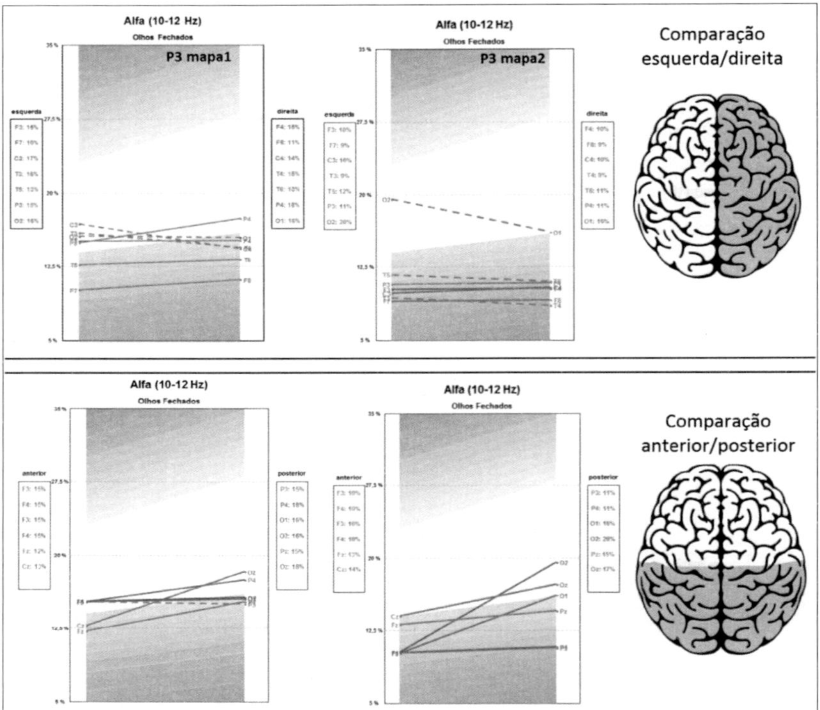

Fonte: O autor (adaptado das análises feitas com planilha Excel TQ7 Brain-Trainer)

A figura 4.4 mostra graficamente uma comparação entre os níveis de Beta integrado (15-38 Hz) nos hemisférios esquerdo e direito (painéis superiores) e nas áreas frontal e posterior (painéis inferiores) sobreposto ao padrão desejado (região com o fundo branco no gráfico) entre os mapeamentos do participante P3, obtido com os olhos fechados. Uma figura similar feita para a frequência Alfa (10-12 Hz) e apresentada na figura 5. Ambas as figuras foram construídas utilizando a planilha Excel TQ7 Brain-Trainer. Espera-se que a intensidade do sinal Beta seja mais alto nas áreas esquerda e frontal do cérebro e que o sinal de Alfa seja mais alta no lado direito e posterior do cérebro. Inversões nesse padrão podem geralmente estão correlacionadas com problemas de humor e cognição, como foi discutido no capítulo 2. Cada gráfico mostra ainda uma área sombreada para cada medida a fim de sugerir se, além de sua simetria, os valores são mais altos ou mais baixos do que o esperado. As linhas tracejadas indicam padrões disfuncionais (também conhecidos com "inversões" de sinal) linhas pontilhadas indicam iminência de inversões e linhas sólidas indicam padrões sem inversões.

Nas figuras 4.4 e 4.5 observamos que a quantidade de inversões em Beta e Alfa diminuiu no mapeamento 2 o que estaria relacionada com uma melhora na saúde mental da pessoa. Em particular não observamos mais em Beta a inversão esquerda/direita e anterior/posterior no par O1/O2 e também a inversão anterior/posterior nos pares F3/P3, F3/O1 e F4/O2. No caso de Alfa as mudanças foram um pouco menores do que as em Beta mais ainda sim observamos um padrão mais funcional para o sinal anterior/posterior no par F3/P4. Essas figuras reforçam os resultados observados no mapeamento de cabeças e espectrograma das diferenças, visto anteriormente, sobre a influência da psicoterapia nos padrões energéticos cerebrais e mudanças as fisiológicas e cognitivas associadas. Cabe informar ao leitor que, para não deixar o presente material extenso em demasia na quantidade de figuras, optamos por omitir as figuras similares a figura 4.4 (inversões em Beta), figura 4.5 (inversões em Alfa) para os outros participantes dessa pesquisa. As principais informações sobre essas figuras estão contidas no próprio corpo do texto.

Os principais resultados das análises dos questionários pontuando as mudanças subjetivas reportadas pelo participante P3 após as 11 sessões de psicoterapia na abordagem TCC podem ser visto na figura 4.6. Nessa figura o painel a apresenta as variações de diversos parâmetros quantificados pelo questionário Q1 (formulário CREP Brain-Trainer). O painel b apresenta as variações de nível de depressão e ansiedade, quantificados nos questionários Q2 (formulário PHQ-9) e Q3 (formulário GAD-7), respectivamente. O painel c apresenta o resultado da avaliação do tipo de personalidade referente ao questionário Q4 (formulário "16personalities"/MBTI) antes e depois dá psicoterapia.

A análise do questionário Q1 mostrou uma considerável diminuição nas queixas da participante, principalmente em relação aos temas depressão, ansiedade, raiva e controle, quando comparamos as respostas antes e depois da psicoterapia, A análise do questionário Q2 e Q3, específicos para depressão e ansiedade, indicaram um leve aumento no nível de depressão e um decréscimo no nível de ansiedade. Contudo cabe salientar que em ambos os questionários, apesar das variações nas pontuações, ainda é associado quadros de depressão e ansiedade no nível moderado à severa surgindo que o processo terapêutico esta fazendo efeito nessa participante e que este não deve ser interrompido precocemente.

Figura 4.6 – Principais resultados das análises dos questionários ilustrando as mudanças subjetivas reportadas pelo participante P3 após as 11 sessões de psicoterapia na abordagem TCC. Painel a apresenta áreas de dificuldades significativas reportadas no questionário Q1 (formulário CREP Brain-Trainer). Painel b apresenta a pontuação do nível de depressão e ansiedade, quantificados nos questionários Q2 (formulário PHQ-9) e Q3 (formulário GAD-7), respectivamente. Painel c apresenta o resultado da avaliação do tipo de personalidade referente ao questionário Q4 (formulário "16personalities"/MBTI) antes e depois do processo psicoterapêutico. Ver detalhes no texto.

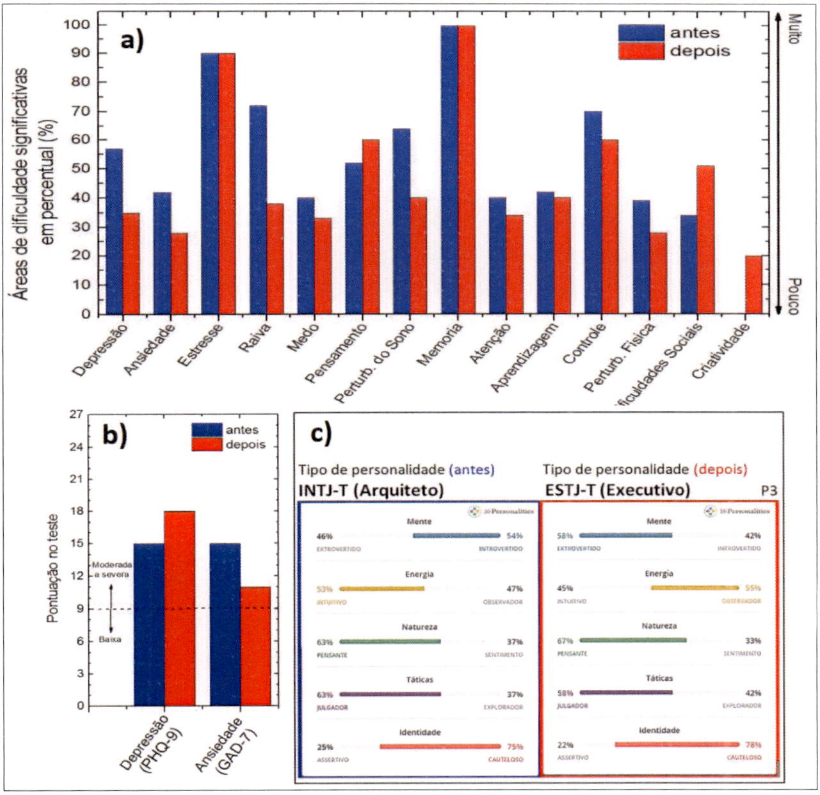

Fonte: O autor.

Curiosamente, a análise do questionário Q4 indicou que houve mudança no tipo de personalidade após o processo psicoterapêutico, passando de INTJ-T (Arquiteto) para ESTJ-(Executivo). Houve mudanças em todos os cinco parâmetros mensurados (Mente, Energia, Natureza, Táticas e Identidade). Com as principais mudanças nos parâmetros Mente e Energia resultando numa grande alteração no nível de introversão (fazendo o participante passar de introvertido para extrovertido) no nível de intuição (fazendo o participante passar de intuitivo para observador). Houve uma diminuição no caráter julgador e um leve aumento no caráter pensante e no nível de cautela. Os resultados sugerem que a psicoterapia trouxe mudanças profundas na psique do indivíduo resultando em várias mudanças na maneira deste ver o mundo e interagir com o mundo alterando assim seu tipo de personalidade.

4.1.2 Participante P4 (mulher, 42 anos)

A participante P4 é uma mulher de 42 que reportou tomar as medicações sertalina e rivotril (para dormir às vezes). A sertralina (ou cloridrato de sertralina), segundo a bula da medicação, é um antidepressivo que aumenta a disponibilização de serotonina no cérebro, um neurotransmissor responsável pela regulação do humor e bem-estar, Esse medicamento é indicado para o tratamento da depressão acompanhada por sintomas de ansiedade, do transtorno obsessivo-compulsivo, do transtorno do pânico, do transtorno do estresse pós- traumático e da fobia social. Além disso, esse medicamento também pode ser indicado para aliviar os sintomas do transtorno disfórico pré-menstrual, como irritabilidade, inchaço e alterações de humor. Dentro os efeitos colaterais reportados estão: boca seca, tontura, diarreia, aumento da fome, perda do apetite, prisão de ventre, má digestão, náusea, falta de apetite, insônia, sonolência, dor de cabeça e alteração da função sexual, como dificuldade de ereção, perda ou atraso na ejaculação, em homens, e diminuição do desejo sexual e dificuldade ou atraso no orgasmo, nas mulheres.

O rivotril (ou clonazepam) é utilizado no tratamento dos vários tipos de distúrbios de ansiedade – como síndrome do pânico, transtorno de ansiedade generalizado e ansiedade social – e para acatisia, que é uma inquietação extrema, geralmente provocada por remédios psiquiátricos. Segundo a bula desse medicamento, sua principal função é inibir o sistema nervoso central e agir no ácido gama-aminobutírico, que é um neurotransmissor. Portanto, a ação neste neurotransmissor provoca a redução da tensão, agitação e o estado de alerta. Assim, o clonazepam diminui a ansiedade, ameniza crises e convulsões. Efeitos colaterais dessa medição incluem Sonolência, dor de cabeça, infecção das vias aéreas superiores, cansaço, gripe, depressão, vertigem, irritabilidade, insônia, perda da coordenação de movimentos e da marcha, perda do equilíbrio, náusea, sensação de cabeça leve, sinusite e concentração prejudicada. O mapeamento 1 dessa participante foi feito no dia 22/03/2022 e o mapeamento 2 foi feito no dia 07/06/2022, após 12 sessões de psicoterapêuticas na abordagem TCC. É importante observar que como essa participante fez uso de medicações psicoativas no período dos mapeamentos qEEG, os dados mensurados podem apresentar padrões associados ao uso da substância. Futuras investigações irão aprofundar o estudo dos efeitos dos medicamentos psicoativos nos padrões energéticos cerebrais, examinando-os com maior detalhe.

A figura 4.7 apresenta diagrama de cabeças ilustrando as regiões de maior atividade do sinal neuronal nas diferentes frequências estudadas da participante P4 obtido em 22/03/2022 (mapeamento 1; antes da psicoterapia). Painel superior apresenta os sinais absolutos (potência do sinal em microvolts) e no painel inferior os sinais relativos (% do total), similar a análise feita pela planilha Excel TQ7 Brain-Trainer. A descrição detalhada dessa figura é apresentada no texto referente à figura 4.1. A análise detalhada desse mapeamento, empregando a planilha Excel TQ7-Brain-Trainer e, utilizando também, dados de mapeamentos obtidos com o participante com olhos abertos, permitiu uma investigação mais profunda sobre os padrões energéticos desse cérebro. Analogamente a discussão feita para a participante P3, detalharemos essa discussão nos seguintes tópicos: A) Padrões de frequência, B) Padrões de Alfa, C) Linha media sagital, D) padrões de simetria, E) padrões de conectividade, F) Padrões de ritmo sensório motor (SMR) e G) Padrões relacionados a problemas de sono. Veremos abaixo cada um deles:

A. Padrões de frequência: Este cérebro é dominado por atividade de frequências altas, que têm relação com o pensamento lógico/racional e processamento baseado na linguagem. A dominância desse padrão pode resultar em respostas estressantes, necessidade de controle, ansiedade, irritabilidade, distúrbios do sono e tendência em bloquear sentimentos; As principais questões levantadas nesse mapeamento dentro desse quesito foram: i) Frequência de pico de Beta muito alto: O cérebro possui uma frequência de pico de Beta muito alto. Beta funciona em várias bandas: 12-15 Hz, 15-19 Hz, 19-23 Hz e 23-38 Hz. Este grupo mais rápido é, em geral, não funcional. Ele está mais associado à hipervigilância e medo baseado em trauma. Frequências pico em Beta rápida indicam uma maior parcela de Beta rápida. Picos em Beta rápida são mostrados em todos os pontos menos F8; ii) Razão Teta/ Beta baixa: Observou-se uma razão Teta/Beta baixa nesse mapeamento. A razão Teta/Beta mede a relação entre os processos subconscientes e conscientes. Baixos índices dessa razão mostram dominância de Beta (consciente), que poderia estar relacionado com estresse, ansiedade, sensibilidade e predomínio da razão sobre a emoção. Este cérebro mostra esses padrões em todos os pontos; iii) Poucas ondas médias: Esse tipo de cérebro não produz frequências médias em quantidades ideais sugerindo uma capacidade de se manter calmo e quieto limitada. Esse padrão também estaria associado a um prejuízo na habilidade de administrar a interface entre o mundo exterior e o interior em situações de pressão, além de uma tendência à distração por estímulos externos e à impulsividade. Pessoas com esse padrão são geralmente muito sensíveis a estímulos externos (sons, etiquetas de camisetas, etc.). Padrões desse tipo também estão associados à presença de insônia no início do sono, sono muito agitado, bruxismo etc.

Figura 4.7 – Diagrama de cabeças com ilustrando as regiões de maior atividade do sinal neuronal nas diferentes frequências estudadas da participante P4 obtido em 22/03/2022 (mapeamento 1; antes da psicoterapia). Painel superior apresenta dados absolutos (intensidade do sinal em microvolts) e painel inferior apresenta os dados relativos (em percentual).

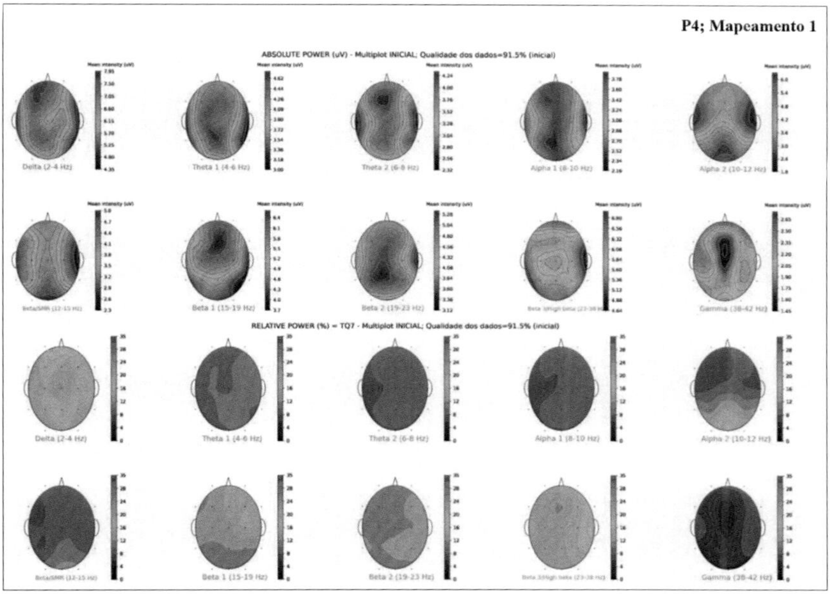

Fonte: o autor

B. Padrões de Alfa: É esperado que Alfa seja mais forte na parte posterior do cérebro do que na parte anterior e mais forte ao longo do hemisfério direito do que no esquerdo (Assimetria de Alfa). Perturbações nestas relações estariam associadas a problemas de humor e na função executiva. As observações principais dentro desse quesito foram: <u>i) Localização de Alfa (assimetria):</u> Este cérebro apresenta padrões de assimetria de Alfa nos pares de pontos F3/F4, F7/F8, C3/C4, T3/T4, T5/T6, P3/P4 e O2/O1; <u>ii) Responsividade de Alfa:</u> Este cérebro mostra níveis esperados de responsividade em Alfa. <u>iii) Picos de Alfa:</u> No mapeamento foi observado que picos de Alfa são encontrados abaixo do esperado nos pontos F8 e Fz o que estaria associado a uma baixa motivação, dificuldade em encontrar palavras, confusão mental e problemas na memória de trabalho; iv) Sincronia de Alfa: O cérebro apresenta uma baixa conectividade de Alfa foi encontrada nos pares de pontos F3/F4, C3/C4 e P3/P4. Isso é condizente com dificuldades em manter um estado tranquilo de consciência, com a habilidade de descansar entre (e durante) tarefas. Também pode se correlacionar com problemas de aprendizado e de processamento sensorial na medida em que áreas do cérebro não compartilham informações de um modo suave.

C. Linha média (sagital): Este cérebro mostra desaceleração no vértex (Cz) o que poderia estar relacionado com impulsividade física, baixo controle de relaxamento físico, problemas de manutenção do corpo e distração. Além disso, observamos uma baixa conectividade na rede de modo padrão (DMN: Default-Mode Network) entre os pontos nas frequências de Alfa, Teta e gama. Isto é associado a dificuldades para atingir a quietude, autoconsciência limitada e talvez fadiga.

D. Padrões de Simetria: Nesse mapeamento observou-se que o hemisfério direito é mais rápido que o esquerdo. É esperado que o hemisfério direito seja menos ativado do que o esquerdo, mas neste cérebro é mais ativado. Isso está, muitas vezes, relacionado com ansiedade, irritabilidade e, se os níveis são elevados, dificuldade de controle da raiva. Observamos ainda uma dominância de Alfa no hemisfério esquerdo. Este cérebro mostra mais Alfa no lado esquerdo. Isso pode ter relação com humor deprimido, visão negativa da experiência, talvez com dificuldade no processamento da linguagem. Os seguintes pares de pontos mostram esses padrões: F3/F4, F7/F8, C3/C4, T3/T4, T5/T6, P3/P4 e O1/O2.

E. Padrões de conectividade: Observamos nesse mapeamento baixos níveis de sincronia que podem estar relacionados com um cérebro que desperdiça energia, podendo resultar em fadiga e, às vezes, desaceleração generalizada. Eles também podem indicar ineficiência na ligação entre vários locais do cérebro, o que pode afetar a comunicação. Este cérebro mostra baixa sincronia de ondas lentas nos pares de pontos a seguir: F3/F4, Cz/Oz, P3/P4 e O1/O2.

F. Padrões do ritmo sensório motor (SMR): Nesse mapeamento observamos que o sinal SMR está abaixo da meta de 10-12% no córtex sensório-motor, com os olhos abertos. Quanto mais baixos os níveis, mais provável será que os seguintes problemas estejam presentes: insônia no inicio do sono e hiperatividade física.

G. Problemas de sono: Embora este cérebro apresente níveis baixos de SMR o quadrante posterior direito não mostra nenhum sinal de atividade rápida incomum dessa forma não apresentado qualquer problema relacionado a insônia inicial. O cérebro não foi afetado por ondas rápidas (que podem ser responsáveis por sono leve e insônia crônica) nem por ondas de baixa frequência, e não houve sinais de desaceleração significativa dos padrões Alfa (que podem ser responsáveis por sono não reparador).

A figura 4.8 apresenta diagrama de cabeças ilustrando as regiões de maior atividade do sinal neuronal nas diferentes frequências estudadas da participante P4 obtido em 14/06/2022 (mapeamento 2; após 12 sessões de psicoterapia). Painel superior apresenta os sinais absolutos (em microvolts) e no painel inferior os sinais relativos (% do total), similar a analise feita pela planilha TQ7-Brain-Trainer. A análise detalhada do mapeamento 2 (e comparativa ao mapeamento 1) do participante P4, empregando a planilha Excel TQ7 Brain-Trainer, mostrou as seguintes variações nos tópicos avaliados:

A. Padrões de frequência: i) Frequência de pico Beta muito alto: Melhora nos pontos Fz, Cz, Oz, T5 e T6 e uma piora no ponto F8; ii) Razão Teta/Beta baixa: Não houve alterações significativas; iii) Poucas ondas médias: Não houve alterações significativas.

Figura 4.8 – Diagrama de cabeças com ilustrando as regiões de maior atividade do sinal neuronal nas diferentes frequências estudadas da participante P4 obtido em 14/06/2022 (mapeamento 2; após 12 sessões de psicoterapia). Painel superior apresenta dados absolutos (intensidade do sinal em microvolts) e painel inferior apresenta os dados relativos (em percentual).

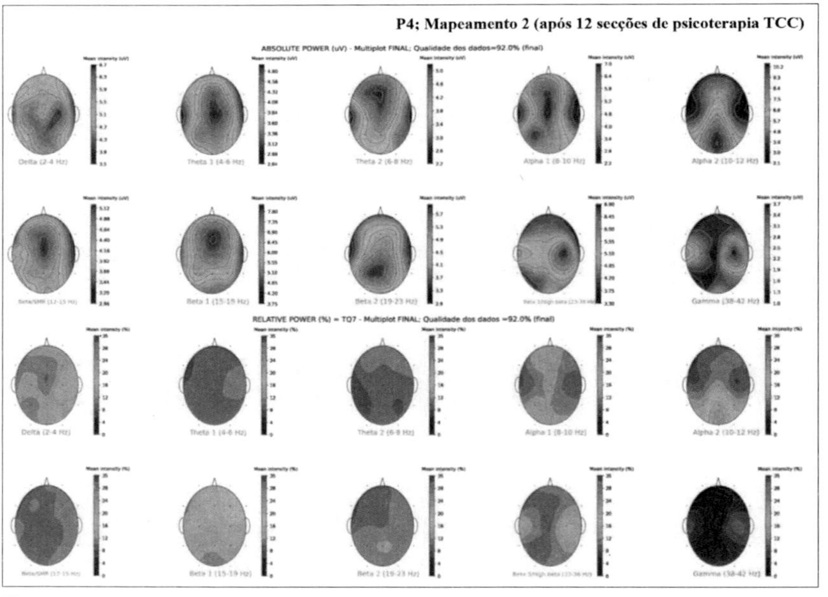

Fonte: O autor.

B. Padrões de Alfa: i) Localização: Não houve alterações significativas em relação a assimetria de Alfa quando comparado com o mapeamento 1; ii) Responsividade: Esse mapeamento mostrou uma piora no ponto P3 (bloqueio de Alfa reduzido nesse ponto) que poderia estar associado a algumas dificuldades ainda no processamento sensorial e dificuldade com matemática e talvez com um comportamento desajeitado/ desastrado; iii) Dominância: Este mapeamento mostrou uma melhora no ponto F8 e uma piora nos pontos F3, F7 e C3 (esses pontos mostraram valores de pico de Alfa abaixo do desejado); iv) Sincronia: Houve uma melhora na conectividade de Alfa entre o par F3/F4, o que poderia estar associado a uma melhora nas queixas de fadiga e de aprendizado e processamento sensorial.

C. Linha média sagital: Houve uma melhora nos padrões energéticos do ponto Cz que estaria associada a uma possível redução de impulsividade física e aumento do controle de relaxamento físico. Contudo esse mapeamento mostrou um cingulado ainda "lento", com dominância de Alfa ou de atividade de frequência lenta que poderia estar associado à capacidade reduzida de gerenciar emoções, baixa motivação, dificuldades com a triagem de estímulos e tomada de decisões. Não houve alterações significativas na conectividade da rede de modo padrão.

D. Padrões de simetria: Esse cérebro ainda apresenta um padrão indesejável de simetria onde o hemisfério direito mais rápido que o esquerdo, contudo houve melhoras no par T5/T6 em relação ao mapeamento 1. Não houve alterações significativas no padrão de dominância de Alfa no hemisfério esquerdo, observado no mapeamento 1. Lembrando que esse padrão é indesejável e pode estar associado com um humor deprimido, visão negativa da experiência, talvez com dificuldade no processamento da linguagem.

E. Padrões de conectividade: Nesse mapeamento observamos uma melhora no padrão de sincronia baixa de ondas lentas nos pares de pontos F3/F4 e O1/O2 e uma piora no par C3/ C4. Contudo o mapeamento mostrou um excesso de sincronia de ondas rápidas nos pares de pontos P3/P4 e O1/O2 que podem estar associados a dificuldade com processamento matemático e problemas com consciência de si no espaço fisco (no caso de P3/P4) e com dificuldade de processamento ou extrema sensibilidade à luz e estímulos visuais, distúrbios do sono ou dores de cabeça (no caso do O1/O2).

F. Padrões de ritmo sensório motor (SMR): Não houve alterações significativas.

G. Padrões relacionados a problemas de sono: O presente mapeamento mostrou melhoras nos padrões neuronais relativo a problemas de sono (diminuição da frequência global Beta e um leve aumento SMR) em comparação ao mapeamento 1.

O diagrama de cabeças mostrando a diferença do sinal neuronal (comparando o antes e depois da psicoterapia) e o espectrograma da diferença é apresentado na figura 4.9, nos painéis superior e inferior, respectivamente. Cabe salientar mais uma vez que tanto no gráfico do espectrograma das diferenças ou no diagrama da subtração entre os mapeamentos, valores positivos indicam que o sinal no mapeamento 2 foi maior do que no anterior, e valores negativos indicam que o sinal foi menor do que o anterior, ou seja, houve uma diminuição do sinal. A análise do espectrograma mostrou uma pequena mudança nos padrões energéticos cerebrais desse participante no período estudado. A descrição detalhada dessa figura é apresentada no texto referente a figura 4.3. Nessa figura foi observado que o maior aumento no sinal médio (microvolts) ocorreu em Alfa2 (principalmente nos pontos Oz e Pz). A maior diminuição do sinal médio foi em Beta3/HiB (principalmente nos pontos Fp1, Fp2) seguido por Delta (principalmente nos pontos F3 e Fp1). A diminuição da frequência global Beta (principalmente em Beta2 e Beta3/HiB e o leve aumento de Beta/SMR) do mapeamento 2 em relação ao mapeamento estaria associada como uma melhora da qualidade de sono do participante.

Figura 4.9 – Painel superior: Diagrama de cabeças ilustrando as diferenças no sinal neuronal nas diferentes frequências estudadas da participante P4 comparando-se os mapeamentos 1 e 2 (antes e depois da psicoterapia). Painel inferior: Espectrograma das diferenças no sinal neuronal nas diferentes frequências estudadas da participante P4 comparando-se os mapeamentos 1 e 2. A faixa hachurada indica a região de incerteza da técnica. Regiões de maiores mudança estão destacadas pelas setas/elipses.

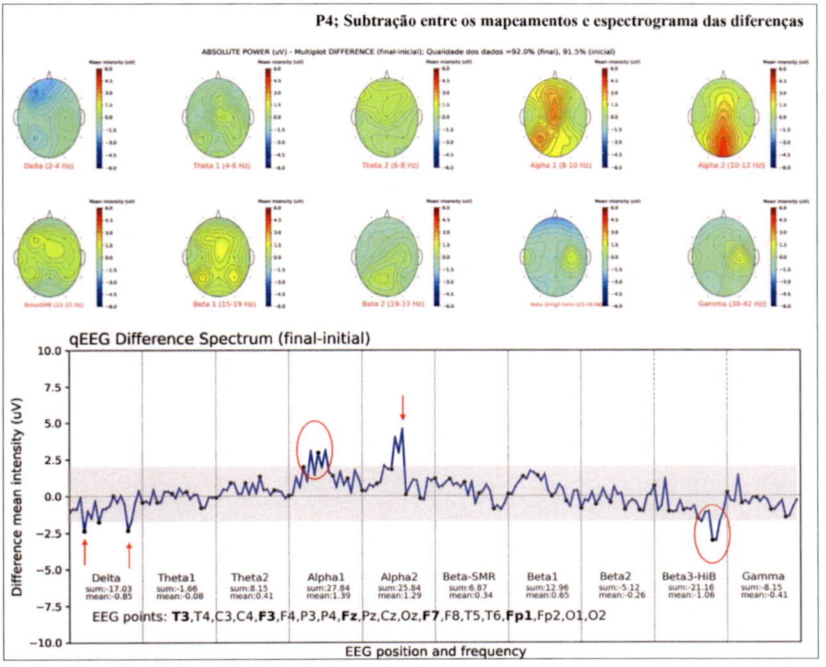

Fonte: o autor.

Figura 4.10 – Principais resultados das análises dos questionários ilustrando as mudanças subjetivas reportadas pelo participante P4 após as 12 sessões de psicoterapia na abordagem TCC. Painel a apresenta as variações de diversos parâmetros quantificados pelo questionário Q1 (formulário CREP Brain-Trainer). Painel b apresenta as variações de nível de depressão e ansiedade, quantificados nos questionários Q2 (formulário PHQ-9) e Q3 (formulário GAD-7), respectivamente. Painel c apresenta o resultado da avaliação do tipo de personalidade referente ao questionário Q4 (formulário "16personalities"/MBTI) antes e depois dá psicoterapia.

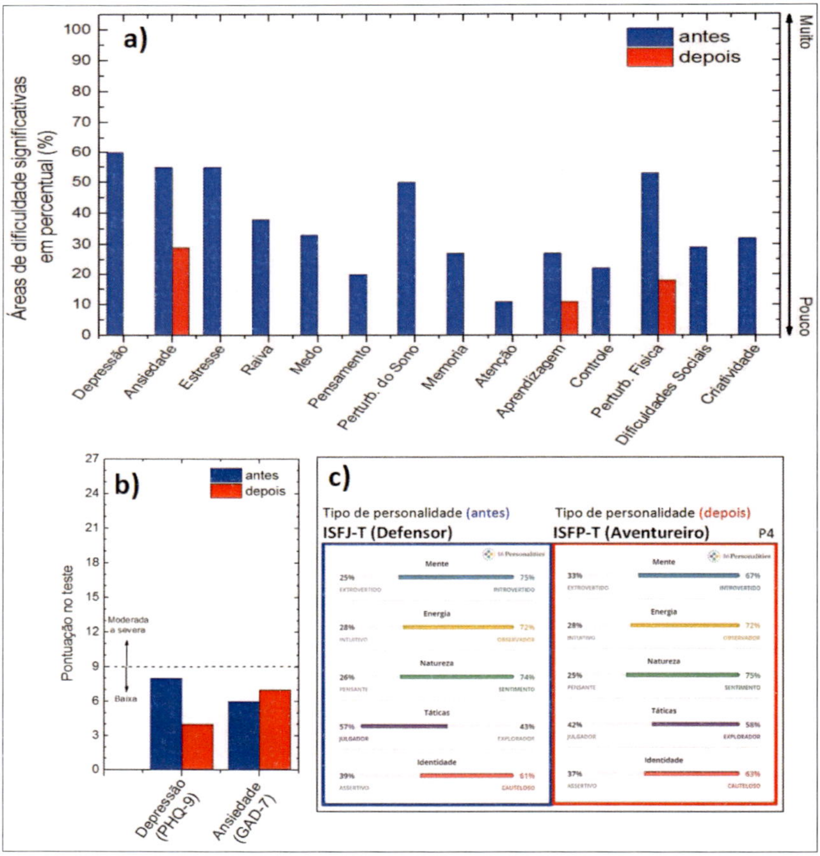

Fonte: o autor.

A figura 4.10 apresenta os principais resultados das análises dos questionários ilustrando as mudanças subjetivas reportadas pelo participante P4 após as 12 sessões de psicoterapia na abordagem TCC. O painel a apresenta as variações de diversos parâmetros quantificados pelo questionário Q1 (formulário CREP Brain-Trainer). O painel b apresenta as variações de nível de depressão e ansiedade, quantificados nos questionários Q2 (formulário PHQ-9) e Q3 (formulário GAD-7), respectivamente. O painel c apresenta o resultado da avaliação do tipo de personalidade referente ao questionário Q4 (formulário "16personalities"/MBTI) antes e depois dá psicoterapia.

A análise do questionário Q1 mostrou uma enorme diminuição nas queixas do participante, principalmente nos em relação aos temas depressão e ansiedade, quando comparamos as resposta antes e depois da psicoterapia, Já a análise do questionário Q2 e Q3, específicos para depressão e ansiedade, pontuou um decréscimo no nível de depressão e um leve aumento no nível de ansiedade, ambos os casos caindo dentro da faixa associada a baixos índices (pontuação < 9).

Curiosamente, a análise do questionário Q4 indicou que houve mudança no tipo de personalidade após o processo psicoterapêutico, passando de ISFJ-T (Defensor) para ISFP-T (Aventureiro). Nessa pesquisa observamos mudanças em 4 parâmetros mensurados (Mente, Natureza, Táticas e Identidade), sendo as principais mudanças nos parâmetros Mente e Táticas que resultaram numa grande alteração no nível de introversão (fazendo o participante ficar um pouco menos introvertido) e no nível de julgador (fazendo o participante passar de julgador para explorador). Houve um leve aumento no caráter sentimento e no nível de cautela do participante. O parâmetro Energia não sofreu alteração. Os resultados sugerem que a psicoterapia trouxe mudanças profundas na psique do indivíduo resultando em várias mudanças na maneira deste ver o mundo e interagir com o mundo alterando assim seu tipo de personalidade.

4.1.3 Participante P9 (mulher, 21 anos)

A participante P9 é uma mulher de 21 que reportou tomar medicação fluoxetina 60 mg. A fluoxetina (ou cloridrato de fluoxetina) é um antidepressivo da classe dos inibidores seletivos de recaptação de serotonina. Esse medicamento age inibindo a absorção de serotonina pelos neurônios, que quando tem os níveis baixos pode causar depressão, síndrome do pânico, ansiedade ou sintomas obsessivo-compulsivos. Segundo a bula da medicação, alguns dos efeitos colaterais mais comuns que podem ocorrer durante o tratamento com fluoxetina são: insônia, dor de cabeça, tontura, sonolência, cansaço, alterações na visão, tremores, sensação de ansiedade ou nervosismo, dor de estômago, perda do apetite, náuseas, vômitos, diarreia, boca seca, excesso de produção de suor, ondas de calor, mudanças no peso, diminuição do desejo sexual ou impotência.

Como mencionado anteriormente, a utilização de substâncias psicoativas podem modificar artificialmente os níveis do sinal neuronal em regiões especificas e em frequência especificas. O participante relatou ausência de ferimentos significativos na cabeça ou atividade convulsiva, contudo reportou um histórico de eventos traumáticos. O mapeamento 1 dessa participante foi feito no dia 31/03/2022 e o mapeamento 2 foi feito no dia 15/06/2022, após 12 sessões de psicoterapêuticas na abordagem TCC.

A figura 4.11 apresenta diagrama de cabeças ilustrando as regiões de maior atividade do sinal neuronal nas diferentes frequências estudadas da participante P9 obtido em 31/03/2022 (mapeamento 1; antes da psicoterapia). Painel superior apresenta os sinais absolutos (potência do sinal em microvolts) e no painel inferior os sinais relativos (% do total), similar a analise feita pela planilha Excel TQ7 Brain-Trainer. A análise detalhada do desse mapeamento, obtido do praticante tanto com os olhos fechados quanto abertos, feita com essa planilha, permitiu uma investigação mais profunda sobre os padrões energéticos desse cérebro. Analogamente ao participante P3, apresentaremos essa discussão usando seguintes tópicos: A) Padrões de frequência, B) padrões de Alfa, C) linha media sagital,

D) padrões de simetria, E) padrões de conectividade, F) Padrões de ritmo sensório motor (SMR) e G) Padrões relacionados a problemas de sono. Veremos abaixo detalhes de cada um deles:

A. Padrões de frequência: Neurônios corticais disparam em velocidades diferentes (frequências), que representam diferentes níveis de energia. Cérebros com predomínio de ondas rápidas continuam disparando em velocidades de trabalho, mesmo quando não há trabalho a fazer, o que gera desperdício de energia. Cérebros com predomínio de ondas lentas são incapazes de ativar para realizar tarefas corticais por muito tempo. Padrões de frequência nos mostram a capacidade do cérebro de ficar em "ponto morto" quando apropriado e de ativar as áreas necessárias quando há uma tarefa. Nesse mapeamento, as principais questões levantadas dentro desse quesito foram: <u>i) Cérebro dominado por ondas rápidas:</u> O mapeamento revela um cérebro é dominado por atividade de frequências altas, que têm relação com o pensamento lógico/racional e processamento baseado na linguagem. A dominância desse padrão pode resultar em respostas estressantes, necessidade de controle, ansiedade, irritabilidade, distúrbios do sono e tendência em bloquear sentimentos; <u>ii) Quadrante Direito Posterior "Quente" (com muito Beta3/HiB):</u> É esperado que essa área do cérebro seja menos ativada e mais integrativa. Neste cérebro, o quadrante direito posterior aparece como o mais ativado dentre os 4 quadrantes. Isto pode estar relacionado com altos níveis de ansiedade, muitas vezes com perfeccionismo e com "insônia terminal" (despertando após um período de sono e sendo incapaz de voltar a dormir novamente). Áreas "quentes" (com excesso de ondas rápidas) aparecem nos pontos T6, P4 e O2; <u>iii) Frequência de pico de Beta muito alta:</u> Nesse mapeamento observamos picos em Beta rápida em diversos pontos; <u>iv) Razão Teta/Beta baixa:</u> A razão Teta/Beta mede a relação entre os processos sub-conscientes e conscientes. Baixos índices mostram dominância de Beta (consciente), que pode estar relacionada com estresse, ansiedade, sensibilidade e predomínio da razão sobre a emoção. Este cérebro mostra esses padrões em todos os pontos menos em F3, Fz, Pz e Cz; v) Padrões disfuncionais adicionais: Nesse mapeamento foi observado no ponto Cz uma razão Teta/Beta alta em Cz. Altos índices de razão mostram dominância de Teta (acesso ao subconsciente) que pode estar relacionada com foco interno de consciência, processamento baseado em imagem e não em linguagem, pensamento intuitivo ao invés de lógico/sequencial e dificuldade com detalhes. Além disso, foram observados uma frequência de pico global baixa nos pontos F3, F4, F8, C3, C4, Fz, Pz, Cz, T5, P3 e P4. A frequência de pico global é uma medida da velocidade geral do cérebro. Picos baixos indicam uma dominância de frequências lentas. Isto é consistente com dificuldades em manter foco externo, dificuldade com detalhes e processamento de linguagem, depressão em potencial e afetos com baixo nível de energia.

B. Padrões de Alfa: Como vimos, Alfa é uma frequência cerebral crucial, uma vez que é coerente com a capacidade de marcha lenta, reduzindo a demanda de energia em um estado de observador, num repouso-em-prontidão. Ela também pode ser considerada a ponte entre a mente consciente e subconsciente, que liga o cérebro pensante com o cérebro de sentimento/lembrança. As principais questões levantadas nesse mapeamento dentro desse quesito foram: i) Localização:): Este cérebro apresenta padrões de assimetria de Alfa nos seguintes pares de pontos: F3/F4, T3/T4, T5/T6, P3/P4 e O2/O1. Vimos que é esperado que Alfa seja mais forte na parte posterior do cérebro do que na parte anterior e mais forte ao longo do hemisfério direito do que no esquerdo. Perturbações nestas relações são conhecidas como Assimetria de Alfa, que estão correlacionadas com uma série de questões de humor e função executiva; ii) Responsividade: Nesse mapeamento foi observado uma redução de Alfa na região posterior, em particular, nos pontos T5, P3 e P4 . Isto é condizente com ansiedade, incapacidade de "desligar" a mente e, eventualmente, com fadiga; iii) Dominância: Nesse mapeamento inicial foi observado frequências de pico de Alfa acima dos valores desejados na região anterior, em particular, nos pontos T3 e T4. Isso estaria associado com ansiedade e ímpeto de agir, mesmo diante de uma situação tranquila; iv) Sincronia: Foi observada uma baixa conectividade de Alfa nos pares de pontos F3/F4, C3/C4 e P3/P4. Esse tipo de padrão estaria associado com dificuldades em manter um estado tranquilo de consciência, com a habilidade de descansar entre (e durante) tarefas. Isso pode ser experimentado como fadiga. Além disso, esse padrão também pode esta ligado a problemas de aprendizado e de processamento sensorial na medida em que áreas do cérebro não compartilham informações de um modo suave.

C. Linha média sagital: Este cérebro mostra desaceleração em Cz. Isto pode estar relacionado com impulsividade física, baixo controle de relaxamento físico, problemas de manutenção do corpo e distração. Além disso, este cérebro mostra baixa conectividade na rede modo padrão (DMN) entre os pontos nas frequências de Alfa, Teta e Gama. Isto é associado a dificuldades para atingir a quietude, auto-consciência limitada e talvez fadiga.

Figura 4.11 - Diagrama de cabeças ilustrando as regiões de maior atividade do sinal neuronal nas diferentes frequências estudadas da participante P9 obtido em 31/03/2022 (mapeamento 1 ; antes da psicoterapia). Painel superior apresenta os sinais absolutos (intensidade do sinal em microvolts) e no painel inferior os sinais relativos (em percentual).

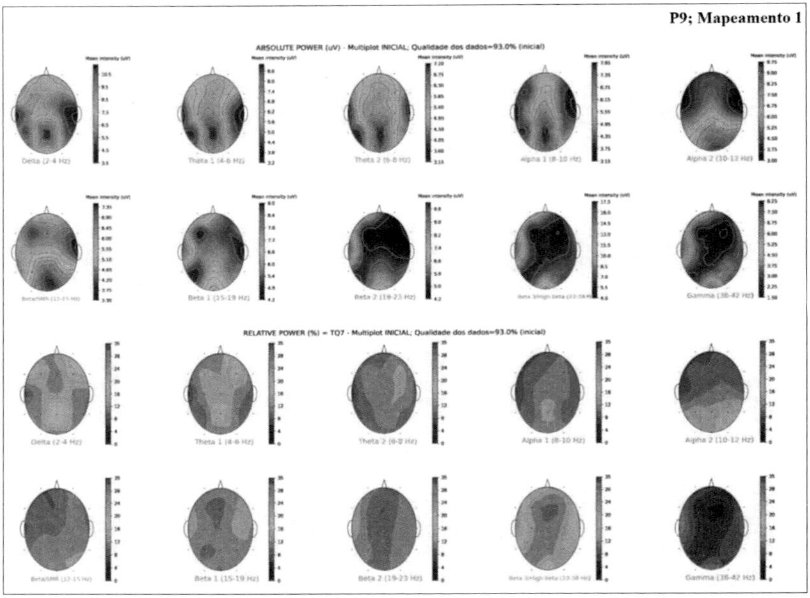

Fonte: o autor.

D. Padrões de simetria: O mapeamento mostrou o hemisfério direito mais rápido (com mais ondas Beta) do que o esquerdo. É esperado que o hemisfério direito seja menos ativado do que o esquerdo, mas neste cérebro é o mais ativado. Isso está, muitas vezes, relacionado com ansiedade, irritabilidade e, se os níveis são elevados, dificuldade de controle da raiva. Os seguintes pontos mostram esse padrão: F3/F4, C3/C4, T5/T6, P3/P4 e O1/O2. Além disso, nesse mapeamento foi observado ainda mais Alfa no lado esquerdo do que no direito o que pode ter relação com humor deprimido, visão negativa da experiência, talvez com dificuldade no processamento da linguagem. Os seguintes pontos mostram esse padrão: F3/F4, T3/T4, T5/T6, P3/P4 e O2/O1. Este cérebro mostrou picos de Beta rápido em Oz. Picos de Beta3/HiB (ou Beta rápido) encontrados com os olhos abertos e fechados no mesmo local costuma estar relacionados com a presença de grande ansiedade e/ou hipervigilância. Esse estado de hipervigilância, observado no padrão de Beta3/HiB, muitas vezes esta relacionado com experiência traumática no passado.

E. Padrões de conectividade: Este cérebro mostra alta sincronia em ondas rápidas nos seguintes pares de pontos O1 e O2, que pode estar relacionado com dificuldade de processamento ou extrema sensibilidade à luz e estímulos visuais, distúrbios do sono ou dores de cabeça. O mapeamento mostrou ainda uma baixa sincronia de ondas lentas nos pares de pontos: C3/C4, Cz/Oz e P3/P4. Baixos níveis de sincronia podem estar relacionados com um cérebro que desperdiça energia, podendo resultar em fadiga e, às vezes, desaceleração generalizada. Eles também podem indicar ineficiência na ligação entre vários locais do cérebro, o que pode afetar a comunicação.

Figura 4.12 - Diagrama de cabeças ilustrando as regiões de maior atividade do sinal neuronal nas diferentes frequências estudadas da participante P9 obtido em 15/06/2022 (mapeamento 2; após 12 sessões de psicoterapia). Painel superior apresenta os sinais absolutos (intensidade em microvolts) e no painel inferior os sinais relativos (em percentual).

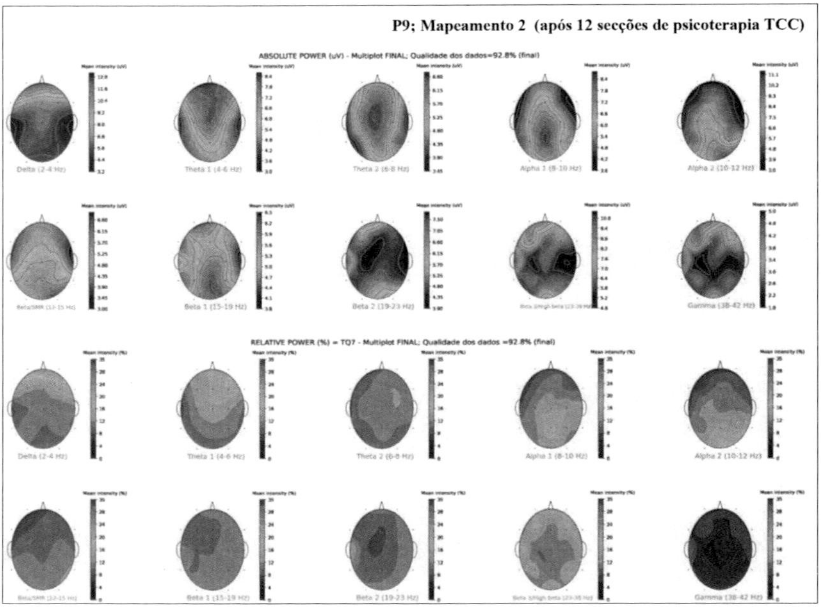

Fonte: o autor.

F. Padrões de ritmo sensório motor (SMR): O SMR deste participante está abaixo da meta de 10-12% no córtex sensório-motor, com os olhos abertos. Quanto mais baixos os níveis, mais provável será que os seguintes problemas estejam presentes: insônia no inicio do sono e hiperatividade física.

G. Padrões relacionados a problemas de sono: Este cérebro não está dominado por frequências baixas e, nenhum sinal de forte desaceleração em padrões Alfa foi encontrado. Ambas as características, em conjunto, que estariam associadas com uma boa qualidade de sono.

A figura 4.12 apresenta diagrama de cabeças ilustrando as regiões de maior atividade do sinal neuronal nas diferentes frequências estudadas da participante P9 obtido em 15/06/2022 (mapeamento 2; após 12 sessões de psicoterapia). Painel superior apresenta os sinais absolutos (em microvolts) e no painel inferior os sinais relativos (% do total), similar a analise feita pela planilha Excel TQ7 Brain-Trainer. A descrição detalhada dessa figura é apresentada no texto referente a figura 4.2. A análise do mapeamento 2 (comparativa ao mapeamento 1) desse participante, feita com a ajuda da planilha, permitiu discorrer sobre os seguintes achados:

A. Padrões de frequência: i) Cérebro dominado por ondas rápidas: Esse padrão observado no mapeamento 1 também aparece aqui no mapeamento 2 embora um pouco menos acentuado; ii) Quadrante Direito Posterior "Quente" (com muito Beta3/HiB): Houve uma melhora no ponto P4 nesse quesito que pode estar associado com a melhora na qualidade do sono; iii) Frequência de pico de Beta muito alta: Não houve alteração significativa o cérebro ainda mostra picos em Beta rápida em todos os pontos como o mapeamento 1; iv) Razão Teta/Beta baixa: Houve uma melhora no ponto C3 e uma piora nos pontos F3 e Pz; v) Padrões disfuncionais adicionais: houve uma melhora considerável no quesito frequência de pico global baixa nos pontos C4, Pz, T5, P3 e P4, apenas o ponto F7 ficando ainda com esse padrão disfuncional.

B. Padrões de Alfa: i) Localização: Nesse mapeamento observamos uma melhora no padrão de simetria de Alfa nos pontos T3/T4 e uma piora na simetria de Alfa nos pontos F7/F8, C3/C4. Lembramos aqui que é esperado que Alfa seja mais intenso na parte posterior do cérebro do que na parte anterior e mais forte ao longo do hemisfério direito do que no esquerdo; ii) Responsividade: Este cérebro mostra níveis esperados de responsividade em Alfa indicando uma boa melhoria em relação ao mapeamento anterior nesse quesito; iii) Dominância: houve uma melhora nesse quesito em relação a frequência de pico Alfa, acima do desejado, observado no mapeamento anterior nos pontos T3 e T4. Contudo, foram identificados nesse mapeamento picos de Alfa abaixo dos desejáveis nos pontos F8, C3, Fz e T4. Isso estaria associado a uma baixa motivação, dificuldade em encontrar palavras, confusão mental, memória de trabalho reduzida; iv) Sincronia: houve uma grande melhora nesse quesito. O presente mapeamento não mostrou níveis baixos de conectividade em Alfa.

C. Linha média sagital: Não houve alterações significativas.

Figura 4.13 – Painel superior: Diagrama de cabeças ilustrando as diferenças no sinal neuronal nas diferentes frequências estudadas da participante P9 comparando-se os mapeamentos 1 e 2 (antes e depois da psicoterapia). Painel inferior: Espectrograma das diferenças no sinal neuronal nas diferentes frequências estudadas da participante P9 comparando-se os mapeamentos 1 e 2. A faixa hachurada indica a região de incerteza da técnica. Regiões de maiores mudança estão destacadas pelas setas/elipses.

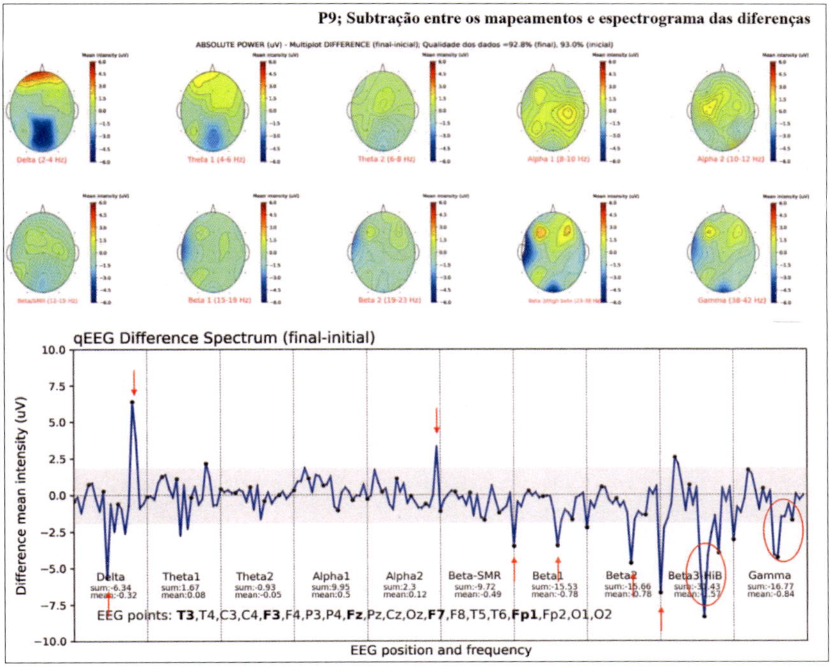

Fonte: O autor.

D. Padrões de simetria: houve uma leve piora no padrão de simetria entre o lado direito e esquerdo com a inclusão do par F7/F8 dentro desse quesito. Lembrando que é desejável que o hemisfério direito seja menos ativado do que o esquerdo. O mapeamento 2 mostrou uma redução da inversão de Alfa no par T3/T4 e um grande excesso de Alfa no lado esquerdo foram observados nos pares de ponto F7/F8, C3/C4. Lembremos aqui que o excesso de Alfa no lado esquerdo pode ter relação com humor deprimido, visão negativa da experiência, talvez com dificuldade no processamento da linguagem. Houve uma melhora em Oz em relação ao padrão de pico de Beta rápido observado no mapeamento 1. Por fim, é esperado que a parte de posterior do cérebro seja menos ativada do que o lobo frontal, mas neste mapeamento observamos que ela esta mais ativada. Isto pode estar relacionado com ansiedade, dificuldade para pegar no sono e ficar despertando durante a noite. Os seguintes pontos mostram esse padrão: F7/T5, F8/T6, F3/P3, F4/P4 e Fz/Pz.

E. Padrões de conectividade: Não houve alterações significativas em relação ao nível de sincronia em ondas rápidas. Houve uma melhora no nível de baixa sincronia de ondas lentas nos pares de pontos C3/C4 e P3/P4.

F. Padrões de ritmo sensório motor (SMR): Não houve alterações significativas.

G. Padrões relacionados a problemas de sono: Não houve alterações significativas.

O diagrama de cabeças mostrando a diferença do sinal neuronal (comparando o antes e depois da psicoterapia) e o espectrograma da diferença são apresentados na figura 4.13, nos painéis superior e inferior, respectivamente. A análise do espectrograma mostrou que, em geral, o sinal médio das ondas rápidas diminuiu e houve um leve aumento de Alfa. A maior diminuição do sinal médio (microvolt) foi em Beta3/HiB (principalmente em F7 e T3) seguido por Beta2 (em F7). Também foi observado um decréscimo em Beta1 (em F7 e T3) o que estaria associado com a melhora de algumas queixas do participante. Observamos um pico de aumento em Alfa em O2 e um grande pico de aumento em Delta em Fp1. Houve um pico de decréscimo em Delta em Pz e decréscimo em Gama, em principalmente, em Oz e F7, mas também no ponto Fp1.

A figura 4.14 apresenta os principais resultados das análises dos questionários ilustrando as mudanças subjetivas reportadas pelo participante P9 após as 12 sessões de psicoterapia na abordagem TCC. O painel a apresenta as variações de diversos parâmetros quantificados pelo questionário Q1 (formulário CREP Brain-Trainer). O painel b apresenta as variações de nível de depressão e ansiedade, quantificados nos questionários Q2 (formulário PHQ-9) e Q3 (formulário GAD-7), respectivamente. O painel c apresenta o resultado da avaliação do tipo de personalidade referente ao questionário Q4 (formulário "16personalities"/MBTI) antes e depois dá psicoterapia.

A análise do questionário Q1 mostrou uma diminuição nas queixas do participante em alguns quesitos (principalmente em relação à atenção, aprendizagem, pensamento e criatividade) e certo aumento das queixas em outros quesitos (ex. depressão, raiva, perturbação física controle). Algumas áreas não aprestaram mudanças como ansiedade estresse e medo. A análise do questionário Q2 e Q3, específicos para depressão e ansiedade, pontuou um decréscimo considerável no nível de depressão e ansiedade.

A análise do questionário Q4 indicou que não houve mudança no tipo de personalidade após o processo psicoterapêutico, passando de INTJ-T (Arquiteto) para ESTJ-(Executivo). Houve mudanças em 3 parâmetros mensurados (Energia, Táticas e Identidade), com as principais mudanças nos parâmetros Energia resultando numa diminuição no nível de intuição (de 62% para 58%) e uma grande diminuição no nível de cautela (de 83% para 71%). A variação parâmetro Táticas indicou um aumento no caráter explorador (de 71% para 79%). Não houve alteração nos parâmetros Mente e Natureza. Os resultados sugerem que, apesar das mudanças na forma de significar o mundo e de significar seus próprios pensamentos, e das variações observadas nos parâmetros mensurados, o tipo de personalidade desse participante não foi alterado durante a psicoterapia.

Figura 4.14 – Principais resultados das análises dos questionários ilustrando as mudanças subjetivas reportadas pelo participante P9 após as 12 sessões de psicoterapia na abordagem TCC. Painel a apresenta as variações de diversos parâmetros quantificados pelo questionário Q1 (formulário CREP Brain-Trainer). Painel b apresenta as variações de nível de depressão e ansiedade, quantificados nos questionários Q2 (formulário PHQ-9) e Q3 (formulário GAD-7), respectivamente. Painel c apresenta o resultado da avaliação do tipo de personalidade referente ao questionário Q4 (formulário "16personalities"/MBTI) antes e depois dá psicoterapia.

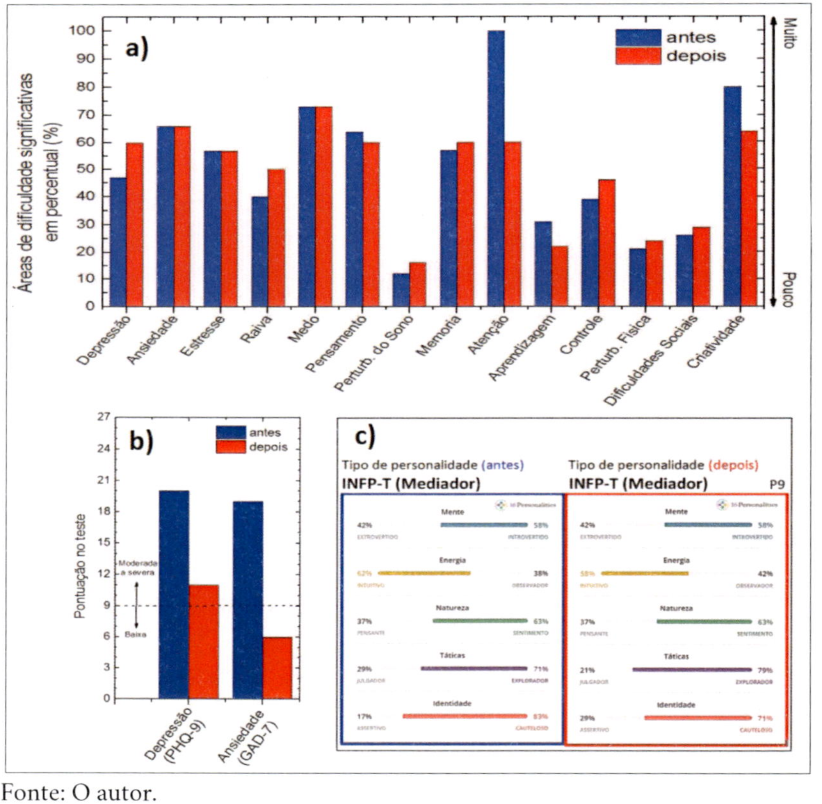

Fonte: O autor.

4.1.4 Participante P12 (mulher, 47 anos)

A participante P12 é uma mulher de 47 que reportou tomar, apenas durante a época do mapeamento 2, as medicações ácido valpróico 250mg e amitriptilina 25mg. O ácido valpróico (ou valproato de sódio) é um anticonvulsivante e estabilizador do humor que age aumentando os níveis do GABA no cérebro, um tipo de neurotransmissor responsável por diminuir a atividade dos neurônios, e que quando tem seus níveis baixos pode causar convulsões, transtorno bipolar ou enxaqueca. A ação do ácido valpróico é basicamente a inibição do Sistema Nervoso Central (SNC). Isso serve para diminuir a atividade elétrica, o que por sua vez faz com que as chances de crises convulsivas (e de mania) também diminuam. Esse medicamento é indicado para o tratamento de convulsões, epilepsia, crise de ausência e transtorno bipolar e também para a prevenção de crises de enxaqueca. Segundo a bula, alguns dos efeitos colaterais dessa medicação são: Náuseas, vômitos; Queimação no estômago; Dor de cabeça; Falta de coordenação nos braços e pernas; Queda passageira de cabelos; Raramente – depressão ou agressividade, fraqueza muscular e toxicidade para o fígado e pâncreas.

A amitriptilina (ou cloridrato de amitriptilina) é um antidepressivo com propriedades analgésicas (calmantes e sedativas) utilizado no tratamento da depressão, dor neuropática e na enurese noturna, na qual as causas orgânicas foram excluídas. Esse fármaco age no sistema nervoso central, aumentando a produção de serotonina pelo cérebro. A serotonina é um neurotransmissor que atua no estado emocional, regula o humor, o sono, o apetite e a sensibilidade à dor. Segundo a bula, os principais efeitos colaterais dessa medicação são: sonolência, tontura, alteração do paladar, xerostomia (boca seca), ganho de peso, aumento de apetite e cefaleia.

Como mencionado anteriormente, a utilização de substâncias psicoativas podem modificar artificialmente os níveis do sinal neuronal em regiões especificas e em frequência especificas. O participante relatou ausência de ferimentos significativos na cabeça ou atividade convulsiva. O mapeamento 1 dessa participante foi feito no dia 06/04/2022 e o mapeamento 2 foi feito no dia 08/06/2022, após 10 sessões de psicoterapêuticas na abordagem TCC.

A figura 4.15 apresenta diagrama de cabeças (ou mapeamento de cabeças) ilustrando as regiões de maior atividade do sinal neuronal nas diferentes frequências estudadas da participante P12 obtido em 06/04/2022 (mapeamento 1; antes da psicoterapia). O painel superior apresenta os dados absolutos (potência do sinal em microvolts). A análise detalhada desse mapeamento, empregando a planilha Excel TQ7 Brain-Trainer e utilizando também dados de mapeamentos medidos com olhos abertos, permitiu uma investigação mais profunda sobre o padrões energéticos desse cérebro. Como nos casos anteriores, para discussão esse detalhamento foi dividido nos seguintes tópicos: A) Padrões de frequência, B) padrões de Alfa, C) linha media sagital, D) padrões de simetria, E) padrões de conectividade, F) Padrões de ritmo sensório motor (SMR) e G) Padrões relacionados a problemas de sono. Veremos abaixo cada um deles:

A. Padrões de frequência: Os padrões de frequência nos mostram a capacidade do cérebro de ficar em "ponto morto" quando apropriado e de ativar as áreas necessárias quando há uma tarefa. <u>i) Dominância:</u> Este cérebro não mostra nenhum padrão de frequência dominante; <u>ii) Padrão lobos temporal quente:</u> Frequência Beta em demasia nos pontos T4 e T3, indicando um padrão conhecido com lobos temporais quentes. Esses padrões muitas vezes se correlacionam com altos níveis de estresse e ansiedade, pensamento acelerado, discurso rápido, facilidade para se assustar, às vezes com dificuldade ou excesso de sensibilidade auditiva. Pode ter tendência a despertar frequentemente durante a noite ou ter sono pouco reparador; <u>iii) Frequência de pico de Beta muito alto (Beta3/HiB dominante):</u> Foi observada uma frequência de pico em Beta alta em todos os pontos do cérebro. Como mencionado anteriormente, quando a frequência Beta3/HiB é dominante isso não é funcional e estaria ligado a estados de hipervigilância e medo baseado em trauma; iv) Razao Teta/Beta baixa: A razão Teta/Beta mede a relação entre os processos subconscientes e conscientes. Baixos índices mostram dominância de Beta (consciente), que pode estar relacionada com estresse, ansiedade, sensibilidade e predomínio da razão sobre a emoção. Este cérebro mostra esses padrões nos pontos F8, Oz, T3, T4, T5, P3, P4 e O2.

B. Padrões de Alfa: Como vimos anteriormente, a frequência Alfa (8-12 Hz ou 9-13 Hz) talvez seja mais bem definida como uma dança entre duas faixas de frequências diferentes. Alfa lenta 8-10 Hz é produzida por um conjunto de geradores de ritmo nos núcleos no tálamo. Quando essa frequência domina, é um estado quase hipnagógico. Alfa rápida 10-12 Hz é produzida por outros núcleos talâmicos. É mais um estado de consciência, de presença no momento, de quietude mental. Alfa é uma frequência cerebral crucial, uma vez que é coerente com a capacidade de marcha lenta, reduzindo a demanda de energia em um estado de observador, num repouso-em-prontidão. Ela também pode ser considerada a ponte entre a mente consciente e subconsciente, que liga o cérebro pensante com o cérebro de sentimento/lembrança. Ela permite que o cérebro execute tarefas de rotina em modo piloto automático e, em tarefas nas quais o cérebro tem maestria, Alfa sincrônico está relacionada com desempenho de alta performance e estado de "flow". O estado "flow" do cérebro é um estado de total imersão em uma atividade, onde o indivíduo está totalmente focado e absorvido na tarefa. É também considerado um estado de total satisfação e realização, onde o indivíduo se sente totalmente realizado e satisfeito com o que está fazendo.

Em relação aos padrões de alfa, os principais quesitos que chamaram atenção nesse mapeamento foram: i) Localização: Este cérebro apresenta padrões de assimetria de Alfa nos partes de pontos

F3/F4, F7/F8, C3/C4, T3/T4, T5/T6, P3/P4 e O2/O1. Lembremos aqui que é esperado que Alfa seja mais forte na parte posterior do cérebro do que na parte anterior e mais forte ao longo do hemisfério direito do que no esquerdo.

Figura 4.15 – Diagrama de cabeças com ilustrando as regiões de maior atividade do sinal neuronal nas diferentes frequências estudadas da participante P12 obtido em 06/04/2022 (mapeamento 1; antes da psicoterapia). Painel superior apresenta dados absolutos (intensidade do sinal em microvolts) e painel inferior apresenta os dados relativos (em percentual).

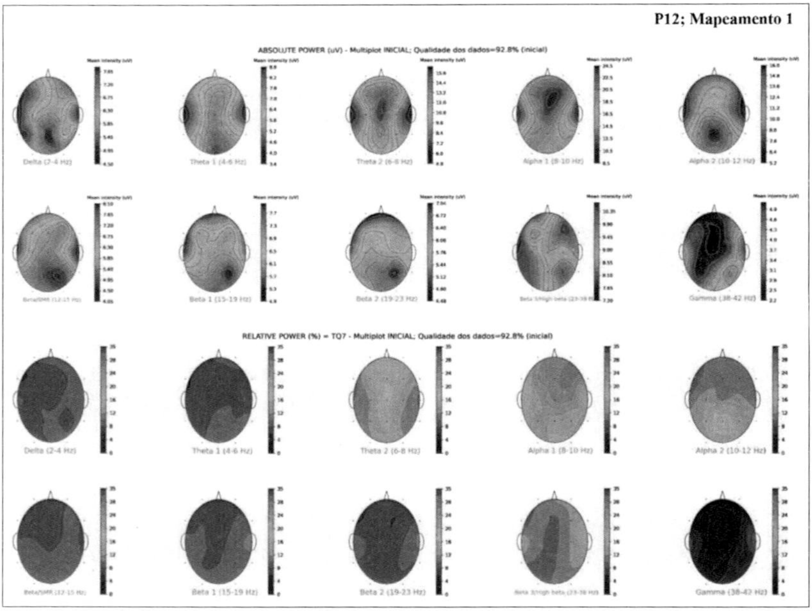

Fonte: o autor.

ii) <u>Responsividade:</u> Com visto anteriormente é esperado que Alfa domine as frequências de olhos fechados, especialmente na parte posterior da cabeça. Com olhos abertos, os níveis de Alfa devem cair 30-50%. A ausência de Alfa com os olhos fechados muitas vezes é condizente com ansiedade, incapacidade de "desligar" a mente e, eventualmente, com fadiga ou estados de baixa energia. Incapacidade de bloquear Alfa em condições de olhos abertos/tarefa muitas vezes se correlaciona com devaneio, desmotivação, processos mentais turvos e baixa energia. Estes estados podem ser visto como uma "anestesia" emocional. O presente mapeamento mostrou um bloqueio de Alfa reduzido em diversões pontos na região posterior (Pz, Oz, T5, P3, P4, O1 e O2). Isto é condizente com problemas de processamento sensorial, dificuldade com matemática e talvez com um comportamento desajeitado/desastrado. Observamos ainda que o boqueio de Alfa nesta área é particularmente fraco nos pontos Pz, Oz e O2, o que sugere uma possível lesão da substância cinzenta nessas regiões. Neurônios que podem ter sido mortos em tal lesão podem muitas ser substituídos, mas eles talvez não se conectem em padrão de ativação, deixando a área menos funcional uma vez que ela é incapaz de alternar para fora do estado de repouso. Um bloqueio de Alfa reduzido foi encontrado nos seguintes pontos da região anterior do cérebro: F3, F4, F7, F8, C4, Fz e Cz o que poderia estar associado com quadros de nebulosidade mental, baixo consumo de energia e redução da motivação, além de uma tendência a flutuar pela vida e desconexão emocional. Boqueio de Alfa nesta área é particularmente fraco em Fz, o que poderia sugerir uma lesão da substância cinzenta nessa região; iii) Dominância: Picos de Alfa abaixo do desejável são encontrados na região posterior em Pz, Oz, T6, P4, O1, O2 e T5 e P4. Isso é condizente com níveis baixos de energia, memória de trabalho reduzida, perturbações no sono. Foram encontrados picos de Alfa particularmente baixos em T5 e P4. Isso é condizente com confusão, memória empobrecida, lentificação mental e verbal. Adicionalmente, o mapeamento também mostrou que picos de Alfa abaixo do desejado são encontrados na região anterior nos pontos T4 , F3 , F4 , F7 , F8 , C3 , C4 , Fz, Cz e T3 . Isso é condizente com baixa motivação, dificuldade em encontrar palavras, confusão mental, memória de trabalho reduzida. Foram encontrados picos de Alfa particularmente baixos em todos os pontos menos T4 o que estaria associado com uma memória empobrecida e lentificação mental e verbal; iv) Sincronia de Alfa: Este cérebro não apresenta níveis baixos de conectividade em Alfa.

C. Linha media sagital: Este cérebro mostra baixa conectividade na rede modo padrão (DMN) entre os pontos nas frequências de Alfa, Teta e Gama. Isto é associado a dificuldades para atingir a quietude, auto-consciência limitada e talvez fadiga.

D. Padrões de simetria: Como vimos anteriormente, diferentes áreas geográficas do cérebro parecem funcionar melhor com frequências específicas dependendo se o trabalho for integrativo ou de processamento. O hemisfério esquerdo gera uma visão mais brilhante, mais positiva da experiência. Além disso esse hemisfério estaria mais ativo nas operações de rotina e em processos que necessitam de uma imagem mais focada e detalhada da experiência. O hemisfério direito vê as coisas de forma mais negativa, em termos de riscos, tendendo a se esquivar. Ele está envolvido na resposta a situações novas e foca mais no contexto. A parte posterior do cérebro íntegra informações dos sentidos e produz uma imagem unificada e em constante mutação de experiências que são enviadas para o córtex pré-frontal. A parte frontal do cérebro processa este material e organiza as ações. Assimetrias entre região posterior vs. anterior e hemisfério direito vs. esquerdo para níveis de frequências integrativas (Alfa) e de processamento (Beta) podem correlacionar-se com uma variedade de problemas de humor e desempenho. Nesse mapeamento as principais questões levantadas nesse quesito foram: <u>i) Inversões de Alfa (Dominância de Alfa no hemisfério esquerdo ou no anterior):</u> Este cérebro mostra mais Alfa no lado esquerdo. Isso pode ter relação com humor deprimido, visão negativa da experiência, talvez com dificuldade no processamento da linguagem. Os pontos a seguir mostram esse padrão: F3/F4, F7/F8, C3/C4, T3/T4, T5/T6, P3/P4 e O2/O1. Adicionalmente, este cérebro se mostra mais lento na região anterior do que na posterior evidenciada por uma inversão em Alfa entre as partes anterior/posterior (baixa ativação frontal). Problemas com motivação, atenção e outras funções executivas seriam consistentes com esse padrão. Dificuldades com o processamento, a tomada de decisões e o pensamento crítico podem aparecer. Os pontos a seguir mostram esse padrão: F7/T5, F8/T6, F3/P3, F4/P4 e Fz/Pz. Os lobos frontais devem ser as áreas mais ativadas do cérebro (mais Beta), uma vez que desempenham funções executivas. Áreas cerebrais posteriores recebem informações sensoriais, relaciona com experiências anteriores e integra as várias fontes. Nessas regiões, as frequências médias e baixas são bem úteis (funcionais). ii) Inversões de Beta (Dominância de Beta no hemisfério direito ou no posterior): Não foram observadas inversões significativas nesse quesito.

E. padrões de conectividade: Este cérebro mostra alta sincronia em ondas rápidas nos seguintes pares de pontos: F3 e F4 (que pode estar relacionada com rigidez mental ou obsessividade, talvez com ansiedade) e em O1 e O2 (que pode estar relacionado com dificuldade de processamento ou extrema sensibilidade à luz e estímulos visuais, distúrbios do sono ou dores de cabeça).

F. Padrões de ritmo sensório motor (SMR): O SMR desta cliente está abaixo da meta de 10-12% no córtex sensório-motor, com os olhos abertos. Quanto mais baixos os níveis, mais provável será que os seguintes problemas estejam presentes: Insônia no início do sono e ou hiperatividade física.

G. Padrões relacionados a problemas de sono: Este cérebro apresenta níveis baixos de SMR. Entretanto, o quadrante posterior direito não mostra nenhum sinal de atividade rápida incomum. Adicionalmente, este cérebro não está dominado pelo espectro de frequência baixa. Entretanto, sinais de forte desaceleração em padrões Alfa foram encontrados que poderia estar associado a um sono não reparador.

A figura 4.16 apresenta diagrama de cabeças (ou mapeamento de cabeças) ilustrando as regiões de maior atividade do sinal neuronal nas diferentes frequências estudadas da participante P12 obtido em 08/06/2022 (mapeamento 2; após 10 sessões de psicoterapia). O painel superior apresenta os dados absolutos (em microvolts). A análise detalhada do mapeamento 2 e comparativa ao mapeamento anterior, ambas empregando a planilha Excel TQ7 Brain-Trainer, permitiu a identificação de mudanças sutis nos mapeamentos. Veremos a seguir as principais mudanças no padrão energético cerebral devido ao processo psicoterapêutico nesse participante.

Figura 4.16 – Diagrama de cabeças com ilustrando as regiões de maior atividade do sinal neuronal nas diferentes frequências estudadas da participante P12 obtido em 08/06/2022 (mapeamento 2; depois de 10 sessões de psicoterapia). Painel superior apresenta dados absolutos (intensidade do sinal em microvolts) e painel inferior apresenta os dados relativos (em percentual).

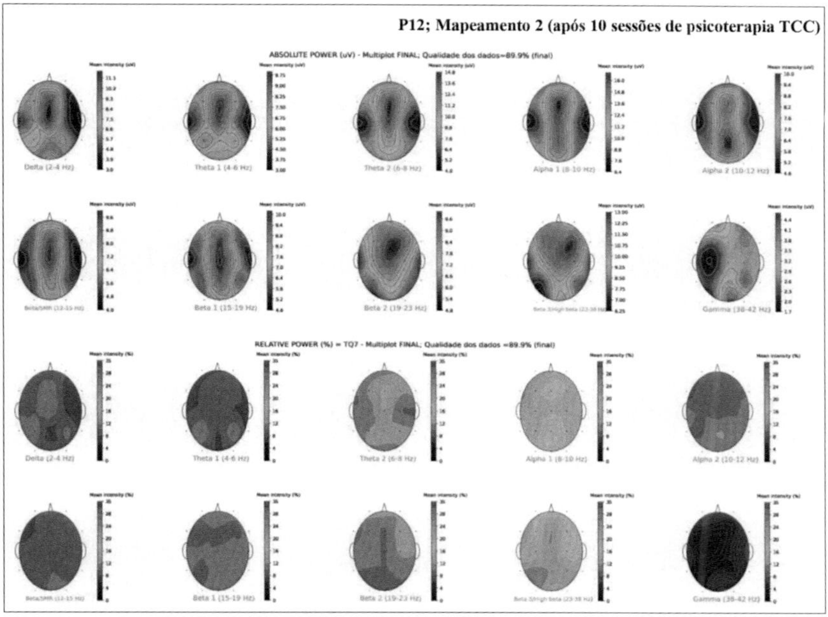

Fonte: o autor.

A. Padrões de frequência: i) Dominância: Ao contrario do mapeamento 1 que não mostrava um padrão de frequência dominante, neste mapeamento observamos um cérebro é dominado por atividade de frequências altas, que estaria associado ao pensamento lógico/racional e processamento baseado na linguagem. A dominância desse padrão pode resultar em respostas estressantes, necessidade de controle, ansiedade, irritabilidade, distúrbios do sono e tendência em bloquear sentimentos; ii) Padrão lobos temporal quente: Houve melhoria significativa nesse item. O presente mapeamento não mostra mais esse padrão disfuncional; iii)

Frequência de pico de Beta muito alto (Beta3/HiB dominante): Resultado análogo ao do mapeamento 1, esse padrão disfuncional foi observado em todos os pontos no cérebro; iv) Razão Teta/Beta baixa: Houve uma piora nesse quesito e esse tipo de padrão disfuncional foi observado em todos os pontos no cérebro.

B. Padrões de Alfa: i) Localização: Não houve alterações significativas em relação ao mapeamento 1; ii) Responsividade: Nesse mapeamento observamos uma melhora no ponto T5 e uma piora no ponto T6 nesse quesito; iii) Dominância: O presente mapeamento confirmou a presença de picos de Alfa abaixo do desejado nos mesmos pontos observados no mapeamento 1. Contudo, observamos uma pequena melhora nos pontos F4, C3, C4, T3 e P3 e uma pequena piora no ponto T6; iv) Sincronia: Assim como o mapeamento 1, o cérebro não apresenta níveis baixos de conectividade em Alfa no presente mapeamento.

C. Linha media sagital: Esse mapeamento mostrou p cérebro com um cingulado "lento", com dominância de Alfa ou de atividade de frequência lenta. Isto pode estar relacionado com capacidade reduzida de gerenciar emoções, baixa motivação, dificuldades com a triagem de estímulos e tomada de decisões. É possível que haja sentimentos depressivos. Não houve alterações significativas em relação à baixa conectividade na rede modo padrão.

D. Padrões de simetria: i) Inversões de Alfa (Dominância de Alfa no hemisfério esquerdo ou no anterior): Não houve alterações significativas em relação ao mapeamento 1. O presente mapeamento mostra uma melhora significativa no padrão de inversão entre as partes anterior/posterior associado a um aumento das habilidades de processamento cognitivo, a tomada de decisões e o pensamento crítico;

ii) Inversões de Beta (Dominância de Beta no hemisfério direito ou no posterior): Ao contrario do mapeamento 1, observamos nesse mapeamento que o hemisfério direito esta mais ativado (mais Beta) do que o esquerdo principalmente nos pares de pontos F3/F4, F7/F8 , C3/C4, T3/T4, T5/T6, P3/P4 e O1/O2. Observamos ainda uma inversão de Beta na parte posterior. É esperado que a parte de posterior do cérebro fosse menos ativada do que o lobo frontal, mas neste cérebro ela é mais ativada. Isto pode estar relacionado com ansiedade, dificuldade para pegar no sono e ficar despertando durante a noite. Os seguintes pares de pontos mostram esse padrão: F7/T5, F8/T6, F3/P3, F4/P4 e Fz/Pz. Por fim, foi observado nesse mapeamento um hemisfério direito mais ativado do que o esquerdo nos pares de pontos F3/F4, F7/F8, C3/C4, T3/T4, T5/T6, P3/P4 e O1/O2. Esse padrão é disfuncional e está, muitas vezes, relacionado com ansiedade, irritabilidade e, se os níveis são elevados, dificuldade de controle da raiva.

E. Padrões de conectividade: Além do padrão disfuncional de alta sincronia em ondas rápidas observada anteriormente nos pontos F3/F4 e O1/O2, no presente mapeamento também forma observado alta sincronia de ondas rápidas em F3/F4 (que pode estar relacionada com rigidez mental, obsessividade e ansiedade) e P3/P4 (que pode estar relacionado com dificuldade de processamento ou extrema sensibilidade ao toque, dificuldade com o processamento matemático, problemas com a consciência de si no espaço físico). Adicionalmente, no mapeamento 2 foi observado no par de pontos Cz/Oz uma baixa sincronia de ondas lentas que podem estar relacionados com um cérebro que desperdiça energia, podendo resultar em fadiga e, às vezes, desaceleração generalizada. Eles também podem indicar ineficiência na ligação entre vários locais do cérebro, o que pode afetar a comunicação.

Figura 4.17 – Painel superior: Diagrama de cabeças ilustrando as diferenças no sinal neuronal nas diferentes frequências estudadas da participante P12 comparando-se os mapeamentos 1 e 2 (antes e depois da psicoterapia). Painel inferior: Espectrograma das diferenças no sinal neuronal nas diferentes frequências estudadas da participante P12 comparando-se os mapeamentos 1 e 2. A faixa hachurada indica a região de incerteza da técnica. Regiões de maiores mudança estão destacadas pelas setas/elipses.

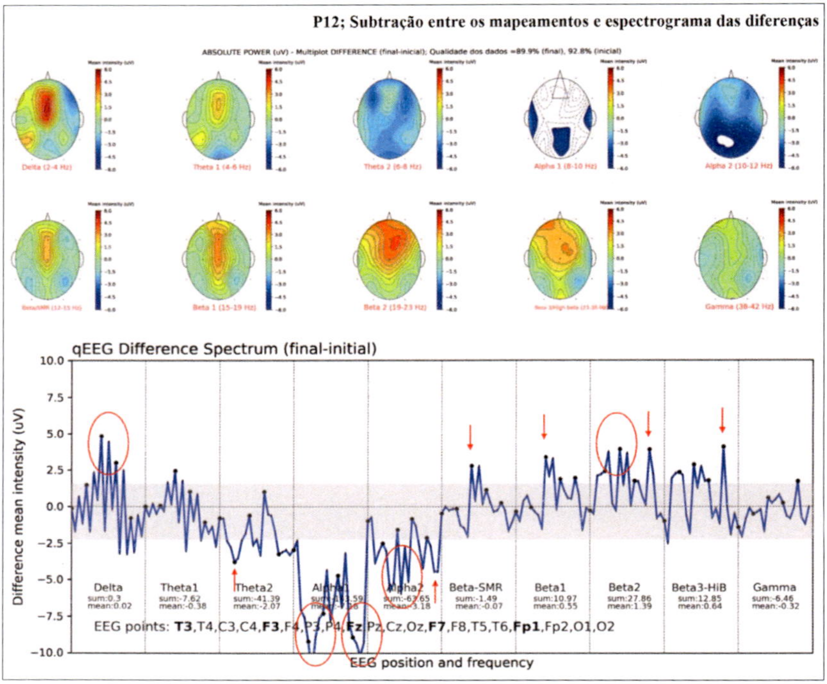

Fonte: o autor.

F. Padrões de ritmo sensório motor (SMR): Não houve alterações significativas em relação ao mapeamento 1.

G. Padrões relacionados a problemas de sono: O presente mapeamento mostrou uma melhora nos padrões de frequência associados a esse quesito em comparação as medidas feitas no mapeamento 1 (antes da psicoterapia).

Na Figura 4.17 apresentamos o diagrama de cabeças (painel superior) e o espectrograma (painel inferior) das diferenças no sinal neuronal nas diferentes frequências estudadas da participante P3 comparando-se os mapeamentos 1 e 2 (antes e depois da psicoterapia). A análise do espectrograma das diferenças mostrou grandes mudanças entre os mapeamentos. Uma enorme diminuição no sinal médio (em microvolts) foi observada em Alfa1 (principalmente em F4, F3, Fp2, Fp1), seguido por Alfa2. Uma diminuição, não tão intensa, do sinal médio foi observada em Teta2 e Gama. O mapeamento 2 mostrou um cérebro que aumentou o sinal nas frequências do grupo Beta. O maior aumento médio foi em Beta2, seguido por Beta3/HiB e Beta1.

Os principais resultados das análises dos questionários ilustrando as mudanças subjetivas reportadas pelo participante P12 após as 10 sessões de psicoterapia na abordagem TCC e mostrado na figura 4.18. O painel a apresenta as variações de diversos parâmetros quantificados pelo questionário Q1 (formulário CREP Brain-Trainer). O painel b apresenta as variações de nível de depressão e ansiedade, quantificados nos questionários Q2 (formulário PHQ-9) e Q3 (formulário GAD-7), respectivamente. O painel c apresenta o resultado da avaliação do tipo de personalidade referente ao questionário Q4 (formulário "16personalities"/ MBTI) antes e depois dá psicoterapia.

A análise do questionário Q1, respondido após a psicoterapia, mostrou uma considerável diminuição nas queixas do participante, principalmente em relação as áreas: perturbação do sono, perturbação física, atenção, dificuldades sociais, ansiedade e medo, em comparação com a resposta antes da terapia. Contudo outras áreas como estresse, aprendizagem controle não mostraram variações significativas e foi observado um aumento das queixas nas áreas: raiva, pensamento e depressão. A análise do questionário Q2 e Q3, específicos para depressão e ansiedade, identificaram uma grande diminuição no nível de depressão e ansiedade, passando a serem considerados queixas leves (< 9 pontos).

A análise do questionário Q4 indicou que não houve mudança no tipo de personalidade após o processo psicoterapêutico, permanecendo com o tipo de personalidade ISFP-T (Aventureiro). Contudo observamos variações em vários dos parâmetros quantificados. Por exemplo, observamos uma redução nos parâmetros Mente, Energia, Natureza e Identidade, indicando um leve decréscimo no nível de introversão (de 69% para 65%), no caráter observador (de 61% par 56%) e no caráter cauteloso (de 78% para 53%) do participante. O parâmetro Táticas não sofreu alteração. Os resultados sugerem que, apesar das mudanças na forma de significar o mundo e de significar seus próprios pensamentos, e das variações observadas nos parâmetros mensurados, o tipo de personalidade desse participante não foi alterado durante a psicoterapia.

Figura 4.18 – Principais resultados das análises dos questionários ilustrando as mudanças subjetivas reportadas pelo participante P12 após as 10 sessões de psicoterapia na abordagem TCC. Painel a apresenta as variações de diversos parâmetros quantificados pelo questionário Q1 (formulário CREP Brain-Trainer). Painel b apresenta as variações de nível de depressão e ansiedade, quantificados nos questionários Q2 (formulário PHQ-9) e Q3 (formulário GAD-7), respectivamente. Painel c apresenta o resultado da avaliação do tipo de personalidade referente ao questionário Q4 (formulário "16personalities"/MBTI) antes e depois dá psicoterapia

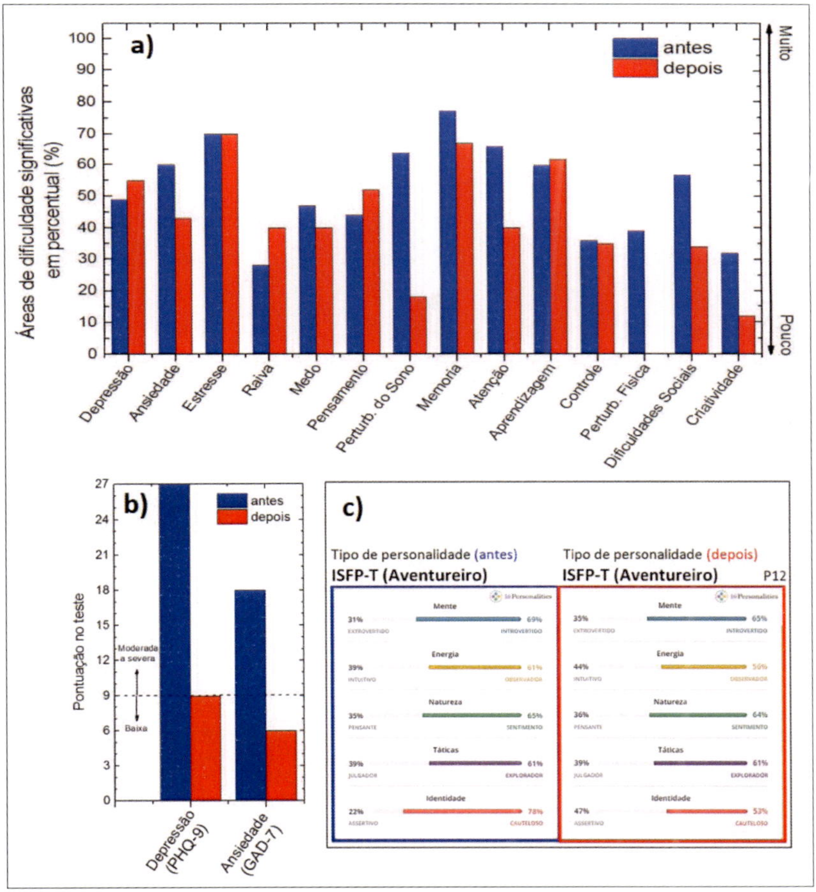

Fonte: O autor.

4.1.5 Participante P13 (mulher, 20 anos)

A participante P13 é uma mulher de 20 que reportou não tomar nenhuma medicação no período entre os mapeamentos. O participante reportou um histórico de abuso e ausência de ferimentos significativos na cabeça ou atividade convulsiva. O mapeamento 1 dessa participante foi feito no dia 11/04/2022 e o mapeamento 2 foi feito no dia 21/06/2022, após 11 sessões de psicoterapêuticas na abordagem TCC.

A figura 4.19 apresenta diagrama de cabeças (ou mapeamento de cabeças) ilustrando as regiões de maior atividade do sinal neuronal nas diferentes frequências estudadas da participante P13 obtido em 11/04/2022 (mapeamento 1; antes da psicoterapia). O painel superior apresenta os dados absolutos (potência do sinal em microvolts). No painel inferior são apresentadas as figuras de cabeças com os dados relativos (% do total), similar a analise feita pela planilha TQ7-Brain-Trainer. A análise detalhada desse mapeamento, empregando a planilha TQ7-Brain-Trainer e utilizando também dados de mapeamentos medidos com o participante de olhos abertos, permitiu uma investigação mais profunda sobre os padrões energéticos desse cérebro. Como nos caso anteriores, para a discussão dos padrões observados nesse mapeamento utilizamos os seguintes tópicos: A) Padrões de frequência, B) Padrões de Alfa, C) Padrões de Delta, D) Linha média sagital, E) Padrões de simetria, F) Padrões de conectividade, G) Padrões de ritmo sensório motor (SMR) e H) Padrões relacionados a problemas de sono. Veremos abaixo detalhes de cada um deles.

A. Padrões de frequência: Este cérebro não mostra nenhum padrão de frequência dominante. Contudo, algumas características importantes foram pontuadas: i) Frequência de pico global baixa: Frequência pico global é uma medida da velocidade geral do cérebro. Picos baixos indicam uma dominância de frequências lentas, o que estaria associado à dificuldades em manter foco externo, dificuldade com detalhes e com o processamento da linguagem. Além disso, esse padrão estaria ligado a uma depressão em potencial e afetos com baixo nível de energia. Este cérebro mostra frequências de pico lentas em todos os pontos menos em Oz, T3, O1 e O2; ii) Razão Teta/Beta alta: A razão Teta/Beta mede a relação entre os processos subconscientes e conscientes. Altos índices de razão mostram dominância de Teta (acesso ao subconsciente) que pode estar relacionada com foco interno de consciência, processamento baseado em imagem e não em linguagem, pensamento intuitivo em vez de lógico/sequencial e dificuldade com detalhes. Este cérebro mostra esses padrões nos pontos F3, F4, F8, C3, C4, Fz, Pz, Cz e T5; iii) Frequência de pico de Beta muito alto: Este cérebro mostra frequências pico na faixa de Beta localizada mais na região de Beta rápida (23-38 Hz) o que seria associado à hipervigilância e medo baseado em trauma. Picos em Beta rápida foram identificados nos seguintes pontos: F7, F8, Oz, T3, T4, T5, T6, P4, O1 e O2; iv) Razão Teta/Beta baixa: Este cérebro mostra esses padrões nos pontos Oz, T3, T4, O1 e O2. Vimos que a razão Teta/Beta mede a relação entre os processos subconscientes e conscientes. Baixos índices mostram dominância de Beta (consciente), que pode estar relacionada com estresse, ansiedade, sensibilidade e predomínio da razão sobre a emoção.

B. Padrões de Alfa: Nesse quesito destacamos os seguintes tópicos principais: i) Localização: Este cérebro apresenta padrões de assimetria de Alfa em F3/F4, F7/F8, C3/C4, T3/T4, P3/P4, O2/O1, F7/T5, F3/P3, F4/P4 e Fz/Pz. É esperado que o sinal de Alfa seja mais intenso na parte posterior do cérebro do que na parte anterior e mais forte ao longo do hemisfério direito do que no esquerdo. Perturbações nestas relações identificam uma categoria chamada de Assimetria de Alfa, que está correlacionada com uma série de questões de humor e função executiva; ii)

Responsividade: Este cérebro mostra níveis esperados de responsividade em Alfa. Vimos que a responsividade de Alfa esta ligado com a habilidade de diminuir essa frequência, especialmente na parte posterior da cabeça, quando os olhos estão abertos; iii) Dominância: Lembremos aqui que chamamos de dominância a posição da frequência de pico dentro da faixa de frequências Alfa (8-12Hz). É sabido que frequências de pico mais altas nessa faixa indica uma melhor performance cognitiva. Nesse mapeamento foram observados frequências de picos de Alfa muito abaixa do desejado na região do posterior, principalmente nos pontos Pz, Oz, T5, T6, P3, P4, O1 e O2. Isso é condizente com níveis baixos de energia, memória de trabalho reduzida, perturbações no sono bem como confusão, memória empobrecida, lentificação mental e verbal. Adicionalmente, também foram encontrados esses padrões disfuncionais em alguns pontos da região anterior, tais como: Fz, F3, F4, F7, F8, C3, C4, Cz, T3 e T4. Isso estaria associado com baixa motivação, dificuldade em encontrar palavras, confusão mental, memória de trabalho reduzida. Foram encontrados picos de Alfa particularmente baixos em todos os pontos nesse hemisfério anterior, menos em Fz. Isso é condizente com confusão, memória empobrecida, lentificação mental e verbal; iv) Sincronia: Este cérebro não apresenta níveis baixos de conectividade em Alfa.

C. Padrões de Delta: Grandes disparos de frequência mais lentas do EEG encontradas no mesmo local do cérebro com os olhos abertos e fechados, conhecidos como picos de Delta, são comuns após uma lesão na substância branca. A frequência Delta relaciona-se com o inconsciente e é mais provável que seja dominante em sono profundo ou estados de coma. Quando um cérebro sofreu danos na matéria branca, os axônios que conectam os neurônios foram rompidos ou jogados para fora dos corpos celulares. Os neurônios não estão mortos, mas estão com a comunicação prejudicada e vão ficar essencialmente em "*off-line*". Cabe salientar que o processo psicoterápico ou um treinamento de neurofeedback não pode voltar a ligá-los, mas em alguns casos, pode acalmar a área afetada talvez ajudem a estabelecer novas conexões para executar funções perdidas. Este cérebro mostra picos de Delta no ponto T5.

D. linha media sagital: Este cérebro mostra desaceleração no vértex (Cz). Isto pode estar relacionado com impulsividade física, baixo controle de relaxamento físico, problemas de manutenção do corpo e distração. Além disso, foi observado uma baixa conectividade na rede modo-padrão entre alguns pontos nas frequências de Alfa, Teta e Gama. Isto é associado a dificuldades para atingir a quietude, autoconsciência limitada e talvez fadiga.

Figura 4.19 – Diagrama de cabeças com ilustrando as regiões de maior atividade do sinal neuronal nas diferentes frequências estudadas da participante P13 obtido em 11/04/2022 (mapeamento 1; antes da psicoterapia). Painel superior apresenta dados absolutos (intensidade do sinal em microvolts) e painel inferior apresenta os dados relativos (em percentual).

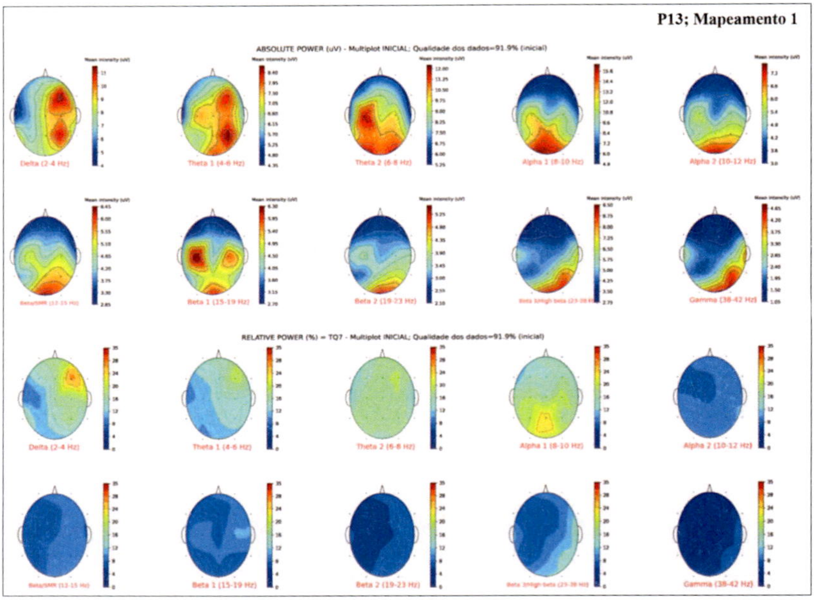

Fonte: o autor.

E. padrões de simetria: i) Inversões em Alfa (Dominância de Alfa no hemisfério esquerdo e/ou região frontal): Este cérebro mostra mais Alfa no lado esquerdo. Isso pode ter relação com humor deprimido, visão negativa da experiência, talvez com dificuldade no processamento da linguagem. Esse padrão foi observado nos seguinte pares de pontos: F3/F4, F7/F8, C3/C4, T3/T4, P3/P4 e O2/O1. Adicionalmente, este cérebro mostra níveis elevados Alfa na região frontal. Isso pode estar relacionado com humor deprimido, uma tendência ao devaneio ao invés de ficar presente na situação, dificuldade em manter o foco, falta de memória de trabalho e desorganização. Esse padrão foi identificado nos seguintes pares de pontos: F7/T5, F3/P3, F4/P4 e Fz/Pz; ii) Inversões em Beta (Dominância de Beta no hemisfério direito e/ou região posterior): É esperado que o hemisfério esquerdo seja mais ativado (com mais Beta) do que o direito, mas neste cérebro é menos ativado. Isso pode resultar em falta de atenção a estímulos exteriores, dificuldade em criar e manter rotinas, tendência para ter baixa de energia e sentimentos depressivos. O processamento de linguagem pode ser fraco. Os seguintes pares de pontos mostraram esse padrão: F7/F8, C3/C4, T3/T4, T5/T6, P3/P4 e O1/O2. Além disso, observamos nesse mapeamento uma inversão entre as partes anterior/posterior por causa da baixa ativação (pouco Beta) frontal. Problemas com motivação, atenção e outras funções executivas seriam consistentes com esse padrão. Dificuldades com o processamento, a tomada de decisões e o pensamento crítico podem aparecer. Os seguintes pares de pontos mostraram esse padrão: F8/T6, F3/P3, F4/P4 e Fz/Pz .

Figura 4.20 – Diagrama de cabeças com ilustrando as regiões de maior atividade do sinal neuronal nas diferentes frequências estudadas da participante P13 obtido em 21/06/2022 (mapeamento 2; depois de 11 sessões de psicoterapia). Painel superior apresenta dados absolutos (intensidade do sinal em microvolts) e painel inferior apresenta os dados relativos (em percentual).

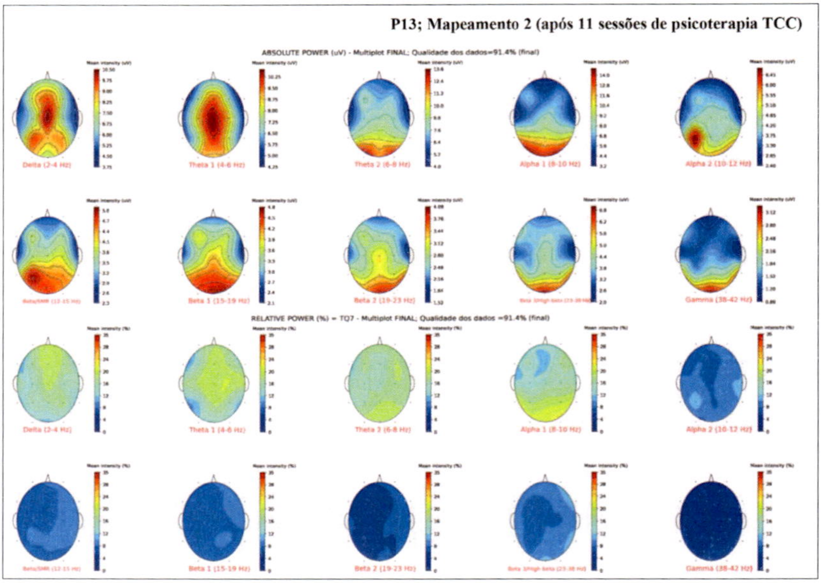

Fonte: o autor.

F. padrões de conectividade: I) Sincronia excessiva: Este cérebro mostra alta sincronia em ondas rápidas nos seguintes pares de pontos: O1 e O2, que pode estar relacionado com dificuldade de processamento ou extrema sensibilidade à luz e estímulos visuais, distúrbios do sono ou dores de cabeça; ii) Sincronia baixa: Baixos níveis de sincronia podem estar relacionados com um cérebro que desperdiça energia, podendo resultar em fadiga e, às vezes, desaceleração generalizada. Eles também podem indicar ineficiência na ligação entre vários locais do cérebro, o que pode afetar a comunicação.

Este cérebro mostra baixa sincronia de ondas lentas nos pares de pontos Cz/Oz.

G. Padrões de ritmo sensório motor (SMR): O SMR deste participante está abaixo da meta de 10-12% no córtex sensório-motor, com os olhos abertos. Quanto mais baixos os níveis, mais provável será que os seguintes problemas estejam presentes: Insônia no início do sono e/ou hiperatividade física.

H. Padrões relacionados a problemas de sono: Este cérebro não está dominado pelo espectro de frequência baixa. Entretanto, sinais de forte desaceleração em padrões Alfa foram encontrados. Esse tipo de padrão pode estar relacionado coma presença de um quadro de sono não reparador.

A figura 4.20 apresenta diagrama de cabeças ilustrando as regiões de maior atividade do sinal neuronal nas diferentes frequências estudadas da participante P13 obtido em 21/06/2022 (mapeamento 2; após 11 sessões de psicoterapia na abordagem TCC). Uma comparação visual entre as figuras 4.20 e 4.21 mostra que variações aconteceram nos padrões energéticos cerebrais entre esses dois mapeamentos e um aprofundamento sobre essas mudanças serão detalhados a seguir. A análise detalhada do mapeamento 2 (e comparativa ao mapeamento 1), empregando a planilha Excel TQ7 Brain-Trainer, mostrou as seguintes variações nos tópicos avaliados:

A. Padrões de frequência: Ao contrario do observado no mapeamento 1, no presente mapeamento foi observado um cérebro com uma leve dominância de ondas lentas. i) Frequência de pico global baixa: Houve uma melhora no ponto T3 e um piora em T5 e T6; ii) Razão Teta/Beta alta: Houve uma melhora no ponto P3 e uma leve piora no ponto F8; iii) Frequência de pico de Beta muito alto: No presente mapeamento observamos houve uma melhora em P4 piora em F3, F4 nesse quesito; iv) Razão Teta/Beta baixa: Nesse quesito, observamos um melhora nos pontos T3, T4, O1 e O2 em relação ao mapeamento anterior que, possivelmente, estaria associada a uma melhora nas queixas relacionada com estresse e ansiedade desse participante.

B. Padrões de Alfa: i) Localização: Esse mapeamento indicou uma melhora na assimetria de Alfa nos pares de pontos F7/T5, F3/P3, F4/P4 e Fz/Pz, possivelmente associada a melhora nas queixas do participante em relação a questões de humor e função executiva; ii) Responsividade: Esse mapeamento mostra um cérebro mostra níveis esperados de responsividade em Alfa assim como o mapeamento 1; iii) Dominância: Não houve alteração significativa nesse padrão em relação ao mapeamento1, embora uma leve melhora tenha sido observado nos pontos T4 e uma leve piora no ponto Fz; iv) Sincronia: Assim como observado no mapeamento anterior, o presente mapeamento mostra um cérebro que não apresenta níveis baixos de conectividade em Alfa.

C. Padrões de Delta: Nesse mapeamento não foi identificado esse tipo de padrão disfuncional, pontuando uma melhora desse cérebro em relação o mapeamento 1.

Figura 4.21 – Painel superior: Diagrama de cabeças ilustrando as diferenças no sinal neuronal nas diferentes frequências estudadas da participante P13 comparando-se os mapeamentos 1 e 2 (antes e depois da psicoterapia). Painel inferior: Espectrograma das diferenças no sinal neuronal nas diferentes frequências estudadas da participante P3 comparando-se os mapeamentos 1 e 2. Nessa figura mostramos em azul o valor médio obtido de um conjunto de duas medidas desse participante. As medidas individuais são apresentadas pelas linhas vermelhas mais finas. A faixa hachurada indica a região de incerteza da técnica. Regiões de maiores mudança estão destacadas pelas setas/elipses.

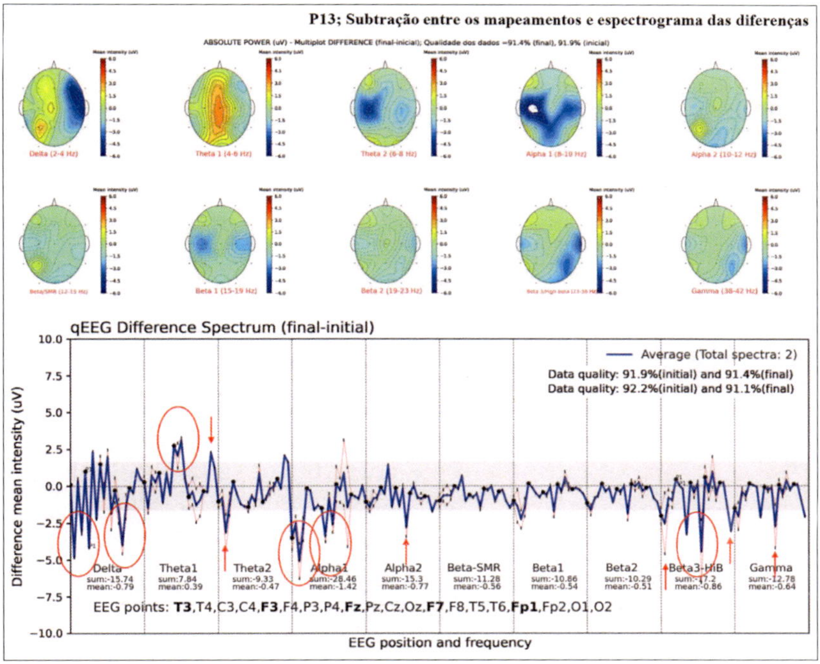

Fonte: o autor.

D. Linha média sagital: Não houve mudanças significativas no ponto Cz, em relação ao apontado no mapeamento 1. No entanto, o mapeamento 2 revelou uma conectividade reduzida na rede padrão entre os pontos nas frequências de Alfa, Teta e Gama. Como mencionado anteriormente, esse padrão pode estar associado a dificuldades para se acalmar e possivelmente à fadiga.

E. Padrões de simetria: i) Inversões em Alfa (Dominância de Alfa no hemisfério esquerdo e/ou região frontal): Não houve alterações em relação à inversão de Alfa esquerdo/direito pontuadas no mapeamento 1. Entretanto, nesse ultimo mapeamento não foi observada a inversão de Alfa anterior/posterior conforme tinha sido observado no mapeamento anterior nos pares de pontos F7/T5, F3/P3, F4/P4 e Fz/Pz, o que estaria associado à diminuição nas queixas sobre dificuldade em manter o foco, falta de memória de trabalho e desorganização nesse participante após a psicoterapia; ii) Inversões em Beta (Dominância de Beta no hemisfério direito e/ou região posterior): Houve uma melhora na inversão de Beta esquerdo/direito no par de pontos T3/T4 e uma leve piora em F3/F4. Não foi observada nesse mapeamento a inversão de Beta anterior/posterior conforme tinha sido observado no mapeamento anterior nos pares de pontos F8/T6, F3/P3, F4/P4 e Fz/Pz. A melhora nesse padrão estaria associada à diminuição nas queixas sobre motivação, atenção, dificuldades com o processamento, a tomada de decisões e o pensamento crítico.

F. Padrões de conectividade: I) sincronia excessiva: Este cérebro não mostrou pontos como excesso de sincronia exemplificando uma melhora em relação ao mapeamento 1 nesse quesito. ii) Sincronia baixa: Não houve alterações significativas.

G. Padrões de ritmo sensório motor (SMR): Não houve alterações significativas.

H. Padrões relacionados a problemas de sono: Foi observado uma melhora nos padrões em relação ao mapeamento 1. Embora ainda estejam presentes certos padrões disfuncionais como: cérebro dominantemente lento; valores de SMR baixos e, quadrante posterior direito é rápido.

Na Figura 4.21 apresentamos o diagrama de cabeças (painel superior) e o espectrograma (painel inferior) das diferenças no sinal neuronal nas diferentes frequências estudadas da participante P13 comparando-se os mapeamentos 1 e 2 (antes e depois da psicoterapia). Na análise do espectrograma observamos um decréscimo do sinal médio (mV) em todas as frequências com exceção de Teta1. O maior decréscimo médio foi em Alfa1. A maior diminuição do sinal médio foi em Alfa1 (nos pontos C3, T3 e Pz) e em Delta (nos pontos T4, T5 e F4) e em Beta3/HiB (nos pontos Oz, P4, O2 e T4).

Alguns aumentos pontuais no sinal foram observados, principalmente, nos pontos Fz, Cz e O1 na frequência de Teta1, e no ponto O1 na frequência de Teta2.

Figura 4.22 – Principais resultados das análises dos questionários ilustrando as mudanças subjetivas reportadas pelo participante P13 após as 11 sessões de psicoterapia na abordagem TCC. Painel a apresenta as variações de diversos parâmetros quantificados pelo questionário Q1 (formulário CREP Brain-Trainer). Painel b apresenta as variações de nível de depressão e ansiedade, quantificados nos questionários Q2 (formulário PHQ-9) e Q3 (formulário GAD-7), respectivamente. Painel c apresenta o resultado da avaliação do tipo de personalidade referente ao questionário Q4 (formulário "16personalities"/MBTI) antes e depois dá psicoterapia.

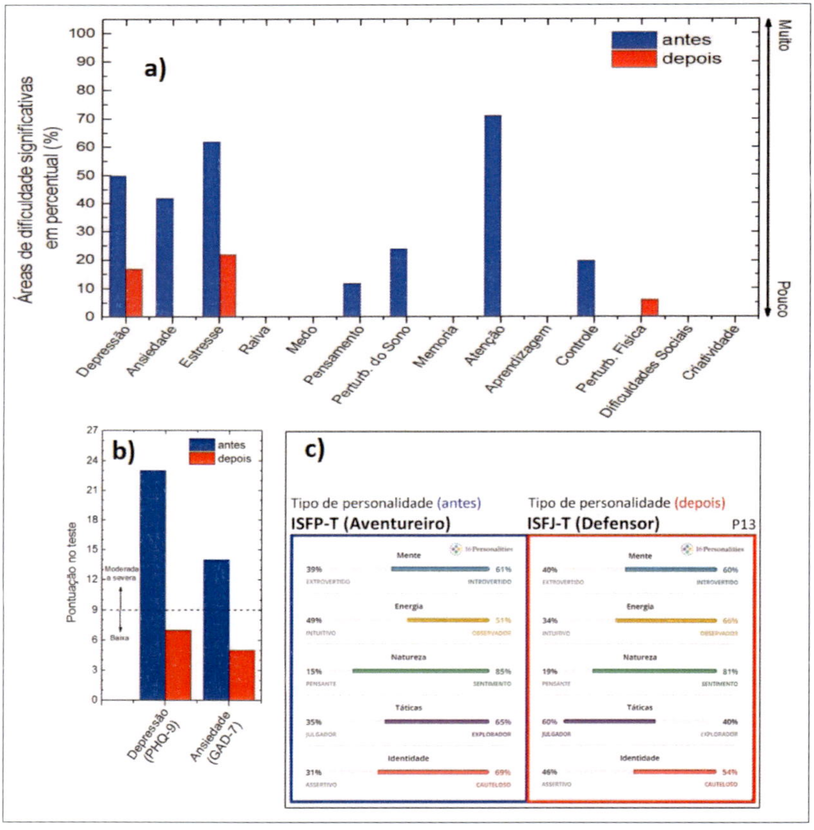

Fonte: O autor.

Os principais resultados das análises dos questionários reportadas pelo participante P13 após as 11 sessões de psicoterapia na abordagem TCC e mostrado na figura 4.22. O painel a apresenta as variações de diversos parâmetros quantificados pelo questionário Q1 (formulário CREP Brain-Trainer). O painel b apresenta as variações de nível de depressão e ansiedade, quantificados nos questionários Q2 (formulário PHQ-9) e Q3 (formulário GAD-7), respectivamente. O painel c apresenta o resultado da avaliação do tipo de personalidade referente ao questionário Q4 (formulário "16personalities"/MBTI) antes e depois dá psicoterapia.

A análise do questionário Q1 mostrou uma considerável diminuição nas queixas do participante, principalmente nos em relação aos temas quando comparamos as resposta antes e depois da psicoterapia (com leve exceção na área da perturbação física que aumentou um pouco). A análise do questionário Q2 e Q3, específicos para depressão e ansiedade, indicaram uma grande diminuição do nível de depressão e ansiedade desse participante. A análise do questionário Q4 indicou que houve mudança no tipo de personalidade após o processo psicoterapêutico, passando de ISFP-T (Aventureiro) para ISFJ-T (Defensor). Houve mudanças em todos os parâmetros mensurados (Mente, Energia, Natureza, Táticas e Identidade), com as principais mudanças nos parâmetros Táticas resultando numa grande diminuição no nível de explorador (de 65% para 40) torando o participante mais julgador do que explorador. Observamos ainda uma pequena diminuição no nível de introversão (61% para 60%), no nível de sentimento de (de 85 para 81%) e uma grande diminuição no nível cauteloso (de 69% para 54%). O caráter observador aumentou consideravelmente (de 51% para 66%). Os resultados sugerem que a psicoterapia trouxe mudanças profundas na psique do indivíduo resultando em várias mudanças na maneira deste ver o mundo e interagir com o mundo alterando assim seu tipo de personalidade.

4.1.6 Participante P14 (mulher, 27 anos)

O participante P14 é uma mulher de 27 que reportou não tomar nenhuma medicação no período entre os mapeamentos. O participante relatou um histórico de ferimentos significativos na cabeça e atividade convulsiva. O mapeamento 1 desse participante foi feito no dia 11/04/2022 e o mapeamento 2 foi feito no dia 24/06/2022, após 11 sessões de psicoterapêuticas na abordagem TCC.

A figura 4.23 apresenta diagrama de cabeças (ou mapeamento de cabeças) ilustrando as regiões de maior atividade do sinal neuronal nas diferentes frequências estudadas da participante P14 obtido em 24/06/2022 (mapeamento 1; antes da psicoterapia). O painel superior apresenta os dados absolutos (potência do sinal em microvolts). Em cada frequência (cada figura de cabeça) a cor vermelha indicam as regiões com maior intensidade do sinal neuronal e a cor azul as com menor sinal. No painel inferior da figura são apresentadas as figuras de cabeças com os dados relativos (% do total), similar a analise feita pela planilha TQ7-Brain-Trainer. A análise detalhada do mapeamento, empregando essa planilha automatizada, e utilizando os dados medidos com o participante com olhos os fechados e olhos abertos, permitiu uma investigação mais profunda sobre os padrões energéticos desse cérebro. Analogamente aos participantes anteriores, para a discussão esse detalhamento foi dividido nos seguintes tópicos: A) Padrões de frequência, B) padrões de Alfa, C) Linha media sagital, D) Padrões de simetria, E) Padrões de conectividade, F) Padrões de ritmo sensório motor (SMR) e G) Padrões relacionados a problemas de sono. Veremos abaixo cada um deles.

A. Padrões de frequência: Este cérebro não mostra nenhum padrão de frequência dominante. Contudo alguns padrões disfuncionais foram identificados, tais como: <u>i) Frequência de pico global baixa:</u> Frequência pico global é uma medida da velocidade geral do cérebro. Picos baixos indicam uma dominância de frequências lentas. Isto é consistente com dificuldades em manter foco externo, dificuldade com detalhes e processamento de linguagem, depressão em potencial e afetos com baixo nível de energia. Este cérebro mostra frequências de pico lentas nos pontos F3, F7 e F8; <u>ii) Razão Teta/Beta alta:</u> A razão Teta/Beta mede a relação entre os processos subconscientes e conscientes. Altos índices de razão mostram dominância de Teta (acesso ao subconsciente) que pode estar relacionada com foco interno de consciência, processamento baseado em imagem e não em linguagem, pensamento intuitivo ao invés de lógico/sequencial e dificuldade com detalhes. Este cérebro mostra esses padrões em todos os pontos menos em C4, T4 e O2; iii) Frequência de pico de Beta muito alto: Esse cérebro mostra a presença de picos em Beta rápida (23-38 Hz) nos seguintes pontos F4, F7, F8, C3, C4, Fz, Cz, T3, T4, T6 e O2. Como vimos anteriormente essa frequência rápida está mais associado a estados de hipervigilância e medo baseado em trauma.

B. Padrões de Alfa: Dentre dessa categoria os quesitos analisados foram: i) Localização: Nenhum padrão de assimetria foi encontrado; ii) Responsividade: Um bloqueio de Alfa insuficiente foi encontrado na parte posterior, em particular nos pontos Pz , Oz , T5, T6, P3, P4, O1 e O2. Isto é condizente com problemas de processamento sensorial, dificuldade com matemática e talvez com um comportamento desajeitado/desastrado. Além disso, foi observado que o boqueio de Alfa nesta área é particularmente fraco em T5 e T6, o que sugere uma lesão da substância cinzenta. Neurônios que podem ter sido mortos em tal lesão podem muitas ser substituídos, mas eles talvez não se conectem em padrão de ativação, deixando a área menos funcional uma vez que ela é incapaz de alternar para fora do estado de repouso. Na parte anterior do cérebro também foi observado um bloqueio de Alfa reduzido nos pontos F8, C3 e C4, o que estaria associado a certo grau de nebulosidade mental, baixo consumo de energia e redução da motivação, além de uma tendência a flutuar pela vida e desconexão emocional. Boqueio de Alfa nesta área é particularmente fraco em C3 e C4, o que sugere uma lesão da substância cinzenta. Neurônios que podem ter sido mortos em tal lesão podem muitas vezes ser substituídos, mas eles talvez não se conectem em padrão de ativação, deixando a área menos funcional uma vez que ela é incapaz de alternar para fora do estado de repouso; iii) Dominância: Nesse mapeamento foi observada uma frequência de pico de Alfa abaixo do desejado. Como dito anteriormente, esse padrão foi encontrado na região posterior nos pontos Oz, P4, O1, O2, Pz, T5, T6 e P4. Isso é condizente com níveis baixos de energia, memória de trabalho reduzida, perturbações no sono. Foram encontrados picos de Alfa particularmente baixos em todos os pontos menos em Oz, P4, O1 e O2. Isso é condizente com confusão, memória empobrecida, lentificação mental e verbal. Adicionalmente, também foi identificado picos de Alfa abaixo de desejado em diversos pontos na região anterior, tais como os pontos F3, F4, F7, F8, C3, C4, Fz, Cz, T3 e T4. Isso é condizente com baixa motivação, dificuldade em encontrar palavras, confusão mental, memória de trabalho reduzida bem como confusão, memória empobrecida, lentificação mental e verbal; iv) Sincronia: Este cérebro não apresenta níveis baixos de conectividade em Alfa.

Figura 4.23 – Diagrama de cabeças com ilustrando as regiões de maior atividade do sinal neuronal nas diferentes frequências estudadas da participante P14 obtido em 11/04/2022 (mapeamento 1; antes da psicoterapia). Painel superior apresenta dados absolutos (intensidade do sinal em microvolts) e painel inferior apresenta os dados relativos (em percentual).

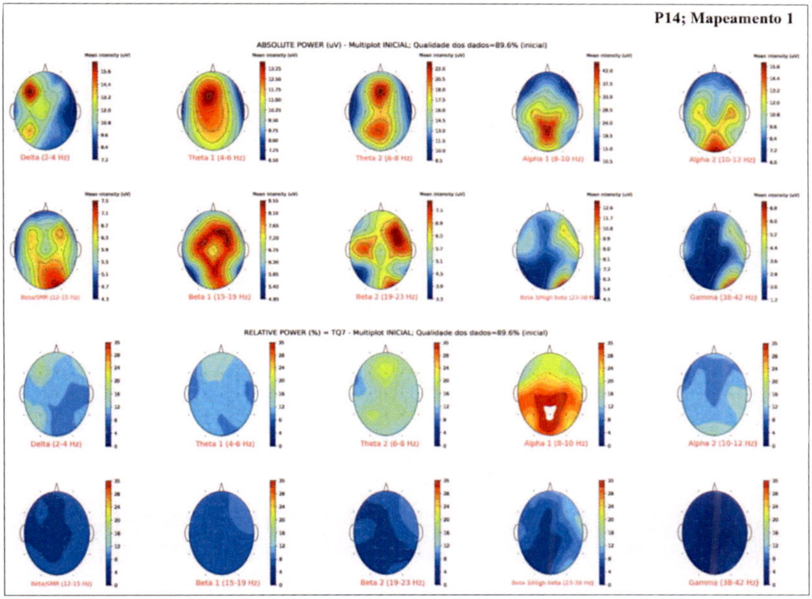

Fonte: o autor.

C. Linha média sagital: Este cérebro apresenta baixa conectividade na rede modo padrão entre os pontos nas frequências de Alfa, Teta e Gama o que poderia estar associado a dificuldades para alcançar a tranquilidade, limitações na autoconsciência e possível fadiga. Como vimos, o sistema de rede modo padrão é descrito como "o que o cérebro faz quando não está fazendo nada". Esta rede é formada por conexões entre o cingulado anterior e posterior. Ela é ativada quando as tarefas são internamente orientadas, como quando estamos pensando sobre nós mesmos, sonhando acordados, etc., e desativada quando a tarefa externa é o foco. Esta rede é mais comumente encontrada em estados de consciência de foco aberto e menos em ações de foco fechado.

D. Padrões de simetria: i) Inversões em Alfa (Dominância de Alfa no hemisfério esquerdo e/ou região frontal): Não foram observadas inversões em Alfa nesse mapeamento; ii) Inversões em Beta (Dominância de Beta no hemisfério direito e/ou região posterior): É esperado que o hemisfério esquerdo seja mais ativado (mais Beta) do que o direito, mas neste cérebro é menos ativado. Isso pode resultar em falta de atenção a estímulos exteriores, dificuldade em criar e manter rotinas, tendência para ter baixa de energia e sentimentos depressivos. O processamento de linguagem pode ser fraco. Esse padrão errático foi identificado nos seguintes pares de pontos: F3/F4, F7/F8, C3/C4, T3/T4, T5/T6, P3/P4 e O1/O2.

E. Padrões de conectividade: i) Sincronia excessiva: Não foi identificado esse padrão no presente mapeamento; ii) Sincronia baixa: Este cérebro mostra baixa sincronia de ondas lentas no par de pontos Cz/Oz. Lembremos aqui que baixos níveis de sincronia podem estar relacionados com um cérebro que desperdiça energia, podendo resultar em fadiga e, às vezes, desaceleração generalizada. Eles também podem indicar ineficiência na ligação entre vários locais do cérebro, o que pode afetar a comunicação.

F. Padrões de ritmo sensório motor (SMR): O SMR desta cliente está abaixo da meta de 10-12% no córtex sensório-motor, com os olhos abertos. Quanto mais baixos os níveis, mais provável será que os seguintes problemas estejam presentes: Insônia no início do sono e/ ou hiperatividade física.

G. Padrões relacionados a problemas de sono: Este cérebro apresenta níveis baixos de SMR, e o quadrante posterior direito não mostra nenhum sinal de atividade rápida incomum. Esta condição mantém o cérebro alternando entre sonolência e sono físico, o que pode resultar em inquietação, ranger de dentes ou pernas inquietas na cama. O mapeamento mostrou que não há dominância de ondas rápidas ou de frequências lentas, que poderiam prejudicar a qualidade do sono. Porém, há sinais de forte desaceleração em padrões Alfa que não são bloqueados (diminuídos) com os olhos abertos, o que pode estar relacionado ao sono Alfa-Delta, onde o cérebro é incapaz de alcançar um estado de sono delta, o que impede a restauração física. Esta condição pode estar associada a dor crônica ou fadiga.

A figura 4.24 apresenta diagrama de cabeças ilustrando as regiões de maior atividade do sinal neuronal nas diferentes frequências estudadas da participante P14 obtido em 24/06/2022 (mapeamento 2; após 11 sessões de psicoterapia na abordagem TCC). Uma comparação visual entre as figuras 4.24 e 4.25 mostra que variações aconteceram nos padrões energéticos cerebrais entre esses dois mapeamentos e um aprofundamento sobre essas mudanças serão detalhados a seguir. A análise detalhada do mapeamento 2 (e comparativa ao mapeamento 1), empregando a planilha Excel TQ7-Brain-Trainer, mostrou as seguintes variações principais:

A. Padrões de frequência: Observamos nesse mapeamento que o cérebro atual é dominado por ondas médias (Ex. Teta e Alfa1) que são comumente relacionadas com um estado de "marcha lenta". Este tipo de padrão é esperado na parte posterior do cérebro, com os olhos fechados, mas precisa ser bloqueado com a abertura dos olhos. A falha do cérebro em bloquear frequências médias com os olhos abertos ou durante tarefas pode resultar em dificuldades de processamento. As informações costumam entrar no cérebro sem serem percebidas ou processadas, como se "entrassem por um ouvido e saíssem pelo outro". O processamento cognitivo, a atenção e a memória podem ser afetados negativamente. Este padrão pode estar relacionado (especialmente quando combinado com a diminuição da frequência pico de Alfa e com Alfa forte na parte frontal do cérebro) com uma espécie de amortecimento, em que as emoções estão embotadas ou bloqueadas, o que pode resultar também em sentimentos crônicos de dor ou cansaço. Foram identificados ainda mudanças nos quesitos: i) Frequência de pico global baixa: Houve uma melhora nos pontos F3, F7 em relação ao mapeamento 1; ii) Razão Teta/Beta alta: Houve uma melhora nos pontos C4 e O2 e uma piora nos pontos Pz e Oz; iii) Frequência de pico de Beta muito alto: Houve uma melhora nos pontos F4, T6 e O2 e uma piora nos pontos F3, Pz e Oz. O presente mapeamento mostrou ainda uma piora em T4 no quesito razão Teta/Beta baixa. Baixos índices de Beta (processos conscientes) nesse ponto poderia estar associados ao aumento da queixa sobre estresse e ansiedade e sensibilidade desse participante.

B. Padrões de Alfa: i) Localização de Alfa (assimetria): Ao contrario do observado no mapeamento 1, o presente mapeamento mostrou um cérebro com padrões de assimetria de Alfa nos pares de pontos F3/F4 , F7/F8, C3/C4, T3/T4, T5/T6 e O2/O1, que poderia esta associada a uma piora nas queixas sobre humor e função executiva; ii) Responsividade de Alfa: Nesse mapeamento não foi observado alterações significativas na responsividade dos pontos na parte posterior do cérebro. Contudo na parte anterior do cérebro, observamos uma melhora nos pontos F8 e C4 e uma piora nos pontos Fz e Cz; iii) Picos de Alfa: Foi observada uma melhora nesse padrão de picos de Alfa abaixo do desejado em diversos pontos. Na região posterior essa melhora foi quantificada nos pontos P4, Pz e Oz (possivelmente associada a diminuição das queixas sobre perturbação de sono, energia e memoria) e na região anterior no ponto Cz (possivelmente associada a diminuição das queixas de confusão mental e memória); iv) Sincronia de Alfa: Neste mapeamento também não foi observado níveis baixos de conectividade em Alfa.

C. Linha media sagital: Não houve alterações significativas.

D. Padrões de simetria: i) Inversões em Alfa (Dominância de Alfa no hemisfério esquerdo e/ou região frontal): Ao contrário do mapeamento 1, observamos agora um cérebro que mostra mais Alfa no lado esquerdo do que no direito. Isso pode ter relação com humor deprimido, visão negativa da experiência, talvez com dificuldade no processamento da linguagem. Os pares de pontos mostram esse padrão: F3/F4, F7/F8, C3/C4, T3/T4, T5/T6 e O2/O1; ii) Inversões em Beta (Dominância de Beta no hemisfério direito e/ou região posterior): O mapeamento 2 mostrou uma melhora na inversão de Beta esquerdo/direito no par de pontos F7/F8 que poderia estar associado a diminuição das queixas sobre falta de atenção a estímulos exteriores, dificuldade em criar e manter rotinas, tendência para ter baixa de energia e sentimentos depressivos.

Figura 4.24 – Diagrama de cabeças com ilustrando as regiões de maior atividade do sinal neuronal nas diferentes frequências estudadas da participante P14 obtido em 24/06/2022 (mapeamento 2; depois de 11 sessões de psicoterapia). Painel superior apresenta dados absolutos (intensidade do sinal em microvolts) e painel inferior apresenta os dados relativos (em percentual).

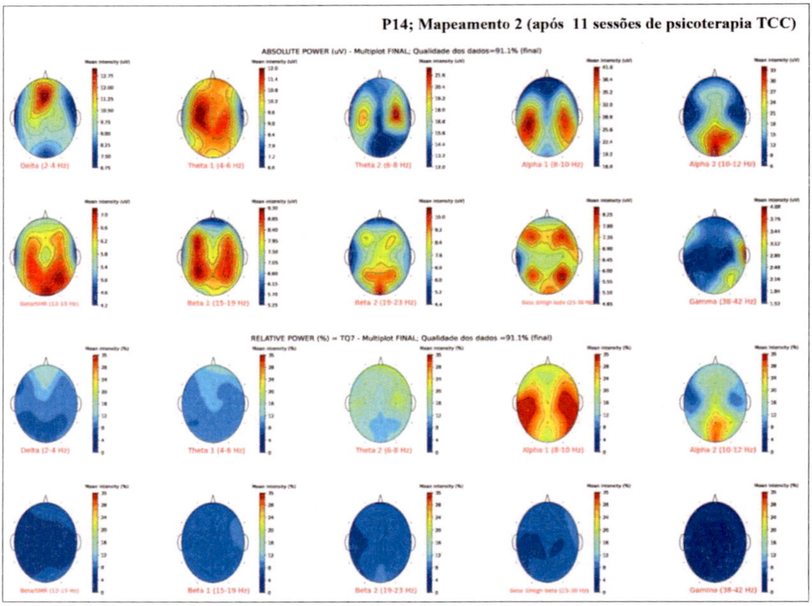

Fonte: o autor.

E. Padrões de conectividade: <u>i) Sincronia excessiva:</u> Este cérebro mostra alta sincronia em ondas rápidas nos pares de pontos F3 e F4, o que pode estar relacionada com rigidez mental ou obsessividade, talvez com ansiedade. Isso também foi observado em O1 e O2, o que pode estar relacionado com dificuldade de processamento ou extrema sensibilidade à luz e estímulos visuais, distúrbios do sono ou dores de cabeça. <u>ii) Sincronia baixa:</u> Não houve alteração significativa em relação ao mapeamento anterior, indicando novamente uma baixa sincronia de ondas lentas nos par de pontos Cz/Oz.

F. Padrões de ritmo sensório motor (SMR): Não houve alterações significativas.

G. Padrões relacionados a problemas de sono: Houve uma melhora nos padrões relacionados à qualidade do sono, em particular na questão associada a forte desaceleração em padrões Alfa que não bloqueiam (diminuem) com os olhos abertos. Adicionalmente o presente mapeamento mostrou um cérebro que não é dominado por atividade de ondas rápidas, potencialmente prejudicais ao sono.

Na Figura 4.25 apresentamos o diagrama de cabeças (painel superior) e o espectrograma (painel inferior) das diferenças no sinal neuronal nas diferentes frequências estudadas da participante P14 comparando-se os mapeamentos 1 e 2 (antes e depois da psicoterapia). A descrição detalhada dessa figura é apresentada no texto referente à figura 4.4. Observamos diversas mudanças no espectrograma da diferença entre os mapeamento 1 e 2 do participante P14. Algumas mudanças também tiveram grandes intensidades (> ±10 microvolts). O sinal médio de alguns valores aumentou significativamente, como Alfa2 (principalmente em Fz, Pz, Cz e Oz) e Alfa1 (principalmente em T5 e T6) e Teta2 (C3, F8, T5, O1 e O2). Por outro lado, foi observada uma redução no sinal médio em algumas faixas de frequência, sendo a maior diminuição em Delta e Beta3/HiB. Além disso, foram identificadas grandes reduções em alguns pontos individuais (Pz, Cz e Oz em Alfa2; Pz e Cz em Teta2) e menores reduções em outros (O2 em Beta3/HiB; O2 em Gama; Fz em Teta1). Em conclusão, esse participante foi o que apresentou, dentre o grupo de pesquisa estudado, a maior variação entre os mapeamentos 1 e 2.

Os principais resultados das análises dos questionários ilustrando as mudanças subjetivas reportadas pelo participante P14 após as 11 sessões de psicoterapia na abordagem TCC e mostrado na figura 4.26. O painel a apresenta as variações de diversos parâmetros quantificados pelo questionário Q1 (formulário CREP Brain-Trainer). O painel b apresenta as variações de nível de depressão e ansiedade, quantificados nos questionários Q2 (formulário PHQ-9) e Q3 (formulário GAD-7), respectivamente. O painel c apresenta o resultado da avaliação do tipo de personalidade referente ao questionário Q4 (formulário "16personalities"/MBTI) antes e depois dá psicoterapia.

Figura 4.25 – Painel superior: Diagrama de cabeças ilustrando as diferenças no sinal neuronal nas diferentes frequências estudadas da participante P14 comparando-se os mapeamentos 1 e 2 (antes e depois da psicoterapia). Painel inferior: Espectrograma das diferenças no sinal neuronal nas diferentes frequências estudadas da participante P3 comparando-se os mapeamentos 1 e 2 (antes e depois da psicoterapia). Nessa figura mostramos em azul o valor médio obtido de um conjunto de duas medidas desse participante. As medidas individuais são apresentadas pelas linhas vermelhas mais finas. A faixa hachurada indica a região de incerteza da técnica. Regiões de maiores mudança estão destacadas pelas setas/elipses.

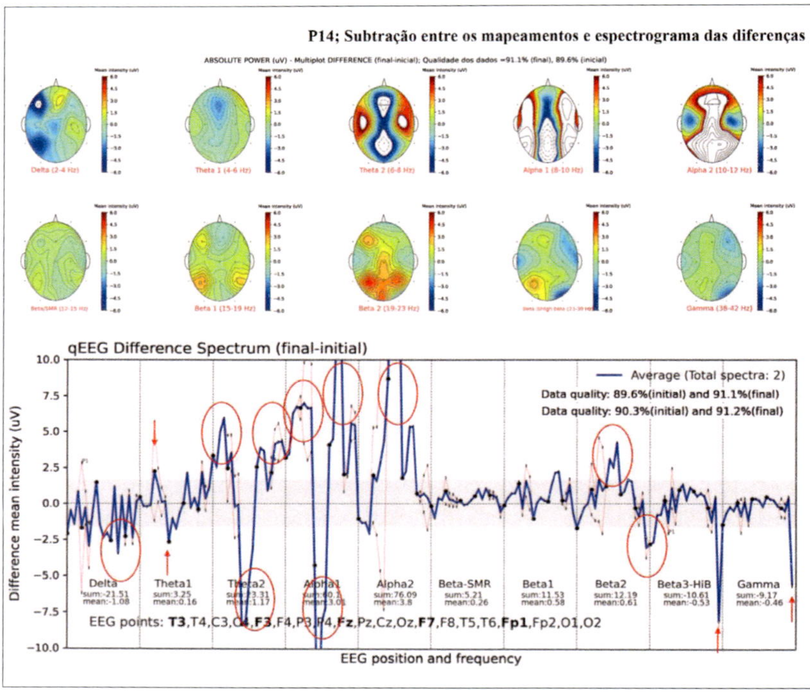

Fonte: o autor.

A análise do questionário Q1 mostrou uma considerável diminuição nas queixas do participante, em diversas áreas (estresse, perturbação do sono, perturbação física e criatividade) quando comparamos as respostas antes e depois da psicoterapia. Contudo em algumas áreas foi observado um aumento das queixas (raiva, pensamento, memória, atenção, aprendizagem controle e depressão). Nesse questionário não houve variação em relação a queixa da área de ansiedade que se mostrou alta sempre. O participante não reportou queixa nas áreas medo e dificuldades sociais. A análise do questionário Q2 e Q3, específicos para depressão e ansiedade, indicaram uma grande diminuição do nível de depressão e ansiedade desse participante.

Figura 4.26 – Principais resultados das análises dos questionários ilustrando as mudanças subjetivas reportadas pelo participante P14 após as 11 sessões de psicoterapia na abordagem TCC. Painel a apresenta as variações de diversos parâmetros quantificados pelo questionário Q1 (formulário CREP Brain-Trainer). Painel b apresenta as variações de nível de depressão e ansiedade, quantificados nos questionários Q2 (formulário PHQ-9) e Q3 (formulário GAD-7), respectivamente. Painel c apresenta o resultado da avaliação do tipo de personalidade referente ao questionário Q4 (formulário "16personalities"/MBTI) antes e depois dá psicoterapia.

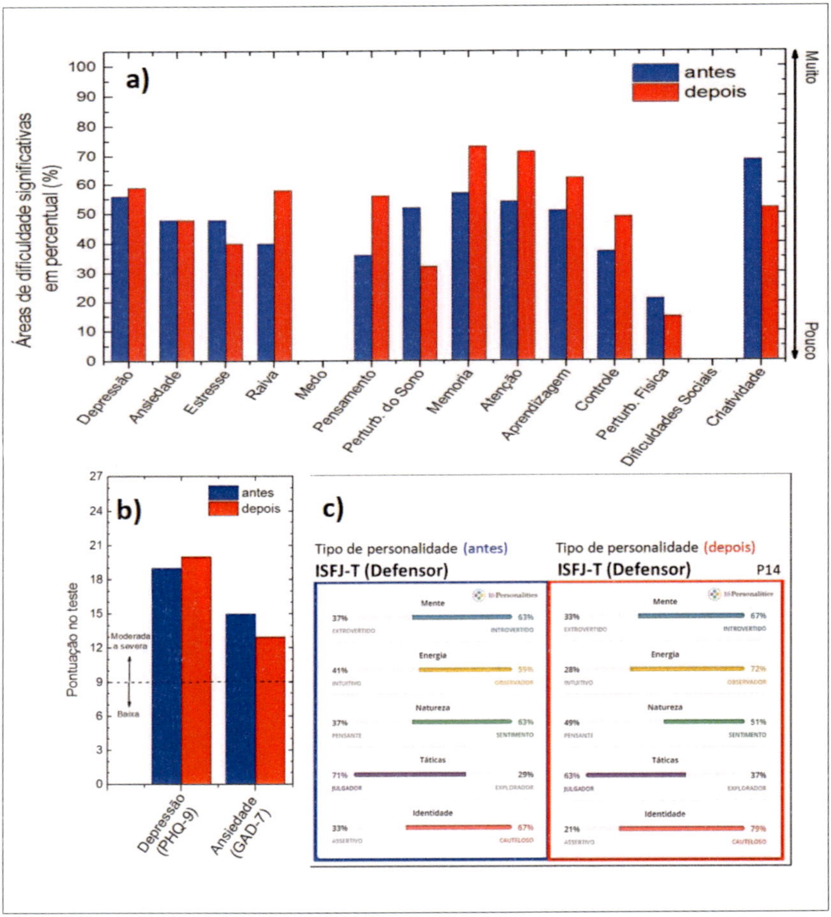

Fonte: o autor.

A análise do questionário Q4 indicou que não houve mudança no tipo de personalidade após o processo psicoterapêutico, permanecendo com o tipo de personalidade ISFP-T (Aventureiro). Contudo observamos variações em todos dos parâmetros quantificados. Por exemplo, o parâmetro Táticas mostrou uma redução nos caráter julgador (de 71% para 63%) e, o parâmetro Natureza, uma redução no caráter sentimento (de 63% para 51%). Esse participante foi o único do grupo pesquisa, que mostrou aumento no caráter introvertido (de 63% para 67%). Além disso, no parâmetro Energia observamos um aumento no caráter observador (de 59% para 72%) e, no parâmetro Identidade, o observamos um aumento no caráter cauteloso (de 67% para 79%). Os resultados sugerem que, apesar das mudanças na forma de significar o mundo e de significar seus próprios pensamentos, e das variações observadas nos parâmetros mensurados, o tipo de personalidade desse participante não foi alterado durante a psicoterapia.

4.1.7 Participante P15 (mulher, 48 anos)

O participante P15 é uma mulher de 48 que reportou tomar as medicações fluoxetina e levozine) no período entre os mapeamentos. A fluoxetina (ou Cloridrato de Fluoxetina) é um antidepressivo da classe dos inibidores seletivos de recaptação de serotonina. Esse medicamento age inibindo a absorção de serotonina pelos neurônios, que quando tem os níveis baixos pode causar depressão, síndrome do pânico, ansiedade ou sintomas obsessivo-compulsivos. Segundo a bula da medicação, alguns dos efeitos colaterais mais comuns que podem ocorrer durante o tratamento com fluoxetina são: insônia, dor de cabeça, tontura, sonolência, cansaço, alterações na visão, tremores, sensação de ansiedade ou nervosismo, dor de estômago, perda do apetite, náuseas, vômitos, diarreia, boca seca, excesso de produção de suor, ondas de calor, mudanças no peso, diminuição do desejo sexual ou impotência. Levozine (levomepromazina) é um medicamento cuja ação esperada é a sedação e melhora de quadros mentais, como por exemplo, a ansiedade em pacientes psicóticos e na terapia adjuvante para o alívio do delírio, agitação, inquietação, confusão, associados com a dor em pacientes terminais. Levomepromazina age no Sistema Nervoso Central (SNC) através de sua propriedade antidopaminérgica (que inibem a estimulação excessiva do SNC). Segundo a bula da medicação, algumas das reações adversas reportadas são: sonolência, desfalecimento, palpitações, congestão nasal, boca seca, constipação e reações subfebris.

Como mencionado anteriormente, a utilização de substâncias psicoativas podem modificar artificialmente os níveis do sinal neuronal em regiões específicas e em frequência especificas. O participante relatou uma ausência de histórico de ferimentos significativos na cabeça, mas há histórico de atividade convulsiva. Adicionalmente, foi reportado um histórico de abusos e eventos traumáticos. O mapeamento 1 desse participante foi feito no dia 12/04/2022 e o mapeamento 2 foi feito no dia 21/06/2022, após 11 sessões de psicoterapêuticas na abordagem TCC.

A figura 4.27 apresenta diagrama de cabeças (ou mapeamento de cabeças) ilustrando as regiões de maior atividade do sinal neuronal nas diferentes frequências estudadas da participante P15 obtido em 12/04/2022 (mapeamento 1; antes da psicoterapia). O painel superior apresenta os dados absolutos (potência do sinal em microvolts). Em cada frequência (cada figura de cabeça) a cor vermelha indicam as regiões com maior intensidade do sinal neuronal e a cor azul as com menor sinal. No painel inferior da figura são apresentadas as figuras de cabeças com os dados relativos (% do total), similar a analise feita pela planilha TQ7-Brain-Trainer. A análise detalhada desse mapeamento realizado com essa planilha auto executável, permitiu uma investigação mais profunda sobre os padrões energéticos desse cérebro com uma aprofundamento nos seguintes tópicos: A) Padrões de frequência, B) Padrões de Alfa, C) Padrões de Delta, D) Linha média sagital, E) Padrões de simetria, F) Padrões de conectividade, G) Padrões de ritmo sensório motor (SMR) e H) Padrões relacionados a problemas de sono. Veremos abaixo mais detalhes sobre cada um deles.

A. Padrões de frequência: Este cérebro não mostra nenhum padrão de frequência dominante. Alguns padrões identificados que chamaram atenção foram: i) Frequência de pico global baixa: Frequência pico global é uma medida da velocidade geral do cérebro. Picos baixos indicam uma dominância de frequências lentas. Isto é consistente com dificuldades em manter foco externo, dificuldade com detalhes e processamento de linguagem, depressão em potencial e afetos com baixo nível de energia. Este cérebro mostra frequências de pico lentas em F3, F7, C3, Fz, Pz, Cz, T3, T5 , P3 , O1 e O2; ii) Razão Teta/Beta alta: A razão Teta/Beta mede a relação entre os processos subconscientes e conscientes. Quando os índices de razão são elevados, isso indica uma maior dominância de Teta (acesso ao subconsciente), o que pode estar associado a um foco interno de consciência, processamento baseado em imagens e não em linguagem, pensamento intuitivo em vez de lógico/sequencial e dificuldade em lidar com detalhes. Estes padrões são observados nos pontos F3, C3, Fz, Cz e P3 do cérebro; iii) Quadrante Direito Posterior Quente: É esperado que essa área do cérebro seja menos ativada e mais integrativa. Neste cérebro, o Quadrante Direito Posterior aparece como o mais ativado dentre os 4 quadrantes. Isto pode estar relacionado com altos níveis de ansiedade, muitas vezes com perfeccionismo e com "insônia terminal" (despertando após um período de sono e sendo incapaz de voltar a dormir novamente). Áreas quentes aparecem em T6 e P4; iv) Frequência de pico de Beta muito alto: Observamos nesse mapeamento a presença de Beta rápida em todos os pontos; v) Razão Teta/Beta baixa: A razão Teta/Beta mede a relação entre os processos subconscientes e conscientes. Baixos índices mostram dominância de Beta (consciente), que pode estar relacionada com estresse, ansiedade, sensibilidade e predomínio da razão sobre a emoção. Este cérebro mostra esses padrões nos pontos F4, F8, Pz, Oz, T3, T4, T5, T6, P3, P4 e O2.

B. Padrões de Alfa: Os principais padrões identificados nesse quesito foram: i) Localização: Nenhum padrão de assimetria foi encontrado; ii) Responsividade: Nesse mapeamento foi observado um bloqueio de Alfa reduzido nas seguintes regiões posteriores Pz, Oz, T6, P4, O1 e O2. Esse padrão errático estaria associado com problemas de processamento sensorial, dificuldade com matemática e talvez com um comportamento desajeitado/desastrado. Boqueio de Alfa nesta região é particularmente fraco em T6, o que poderia sugerir uma lesão da substância cinzenta. Neurônios que podem ter sido mortos em tal lesão podem muitas ser substituídos, mas eles talvez não se conectem em padrão de ativação, deixando a área menos funcional uma vez que ela é incapaz de alternar para fora do estado de repouso; iii) Dominância: Foram observadas frequências de picos de Alfa abaixo do desejável nos pontos F7, F8, C3, Fz, Cz, T3 e T4 do no hemisfério anterior. Isso estaria associado com baixa motivação, dificuldade em encontrar palavras, confusão mental, memória de trabalho reduzida. Foram encontrados picos de Alfa particularmente baixos em T3 e T4. Isso é condizente com confusão, memória empobrecida, lentificação mental e verbal; iv) Sincronia: Este cérebro não apresenta níveis baixos de conectividade em Alfa.

C. Padrões de Delta: Como vimos anteriormente, picos na frequência lenta delta (grandes disparos de frequência mais lentas do EEG encontradas no mesmo local do cérebro com os olhos abertos e fechados) são comuns após uma lesão na substância branca. Delta relaciona-se com o inconsciente e é mais provável que seja dominante em sono profundo ou em estados de coma. Quando um cérebro sofreu danos na matéria branca, os axônios que conectam os neurônios foram rompidos ou jogados para fora dos corpos celulares. Os neurônios não estão mortos, mas estão com a comunicação prejudicada e vão ficar essencialmente em "*off-line*".

O treinamento não pode voltar a ligá-los, mas em alguns casos, pode acalmar a área afetada e (com treinamentos usando tarefas) talvez ajudem a estabelecer novas conexões para executar funções perdidas. Este cérebro mostra picos de Delta nos pontos F3, Fz, Cz e T4.

D. Linha media sagital: Este cérebro apresenta um cingulado "lento", com predominância de atividade Alfa ou de frequências lentas, o que pode estar relacionado a uma reduzida capacidade de gerir emoções, em um baixa motivação, dificuldade na triagem de estímulos e na tomada de decisões, bem como na presença de sentimentos depressivos. Além disso, foi observada uma desaceleração no vértex (Cz), que pode estar associada a impulsividade física, baixo controle de relaxamento, problemas de manutenção corporal e distração. Por fim, foi notada uma baixa conectividade na rede modo padrão entre os pontos nas frequências Alfa, Teta e Gama, o que pode estar relacionado a dificuldades para alcançar a quietude, limitação da autoconsciência e possível fadiga.

Figura 4.27 – Diagrama de cabeças com ilustrando as regiões de maior atividade do sinal neuronal nas diferentes frequências estudadas da participante P15 obtido em 12/04/2022 (mapeamento 1; antes da psicoterapia). Painel superior apresenta dados absolutos (intensidade do sinal em microvolts) e painel inferior apresenta os dados relativos (em percentual).

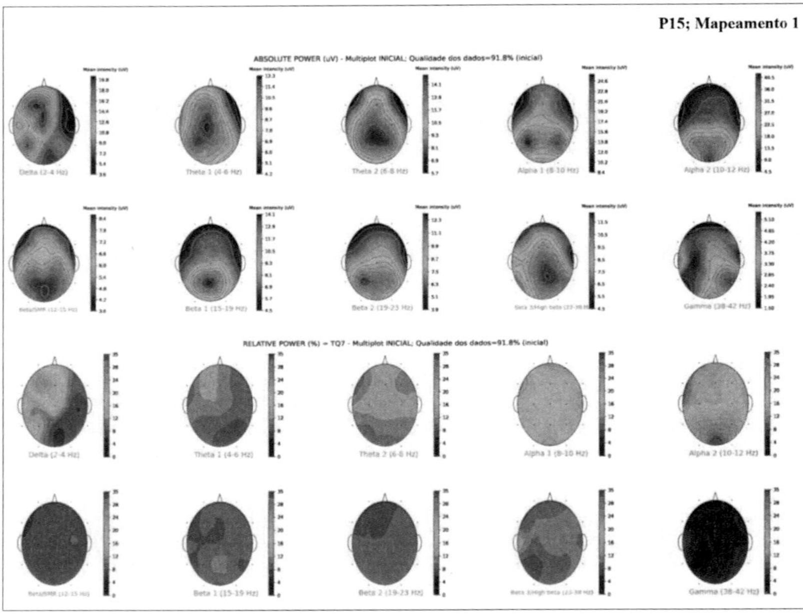

Fonte: o autor.

E. Padrões de simetria: <u>i) Inversões em Alfa (Dominância de Alfa no hemisfério esquerdo e/ou região frontal):</u> Nesse mapeamento não foi observado inversões em Alfa; <u>ii) Inversões em Beta (Dominância de Beta no hemisfério direito e/ou região posterior):</u> O mapeamento indicou os seguintes pares de pontos com um padrão onde o hemisfério direito possui mais Beta (é mais ativado) do que o esquerdo: F3/F4, F7/F8, C3/C4, T3/T4, T5/T6, P3/P4 e O1/O2. Esse tipo de padrão disfuncional estaria associado à falta de atenção a estímulos exteriores, dificuldade em criar e manter rotinas, tendência para ter baixa de energia e sentimentos depressivos. Esse padrão também estaria ligado a um fraco poder de processamento de linguagem.

F. Padrões de conectividade: i) Sincronia excessiva: Este cérebro mostra alta sincronia em ondas rápidas nos pontos O1 e O2, o que pode estar relacionado com dificuldade de processamento ou extrema sensibilidade à luz e estímulos visuais, distúrbios do sono ou dores de cabeça. ii) Sincronia baixa: Baixos níveis de sincronia podem estar relacionados com um cérebro que desperdiça energia, podendo resultar em fadiga e, às vezes, desaceleração generalizada. Eles também podem indicar ineficiência na ligação entre vários locais do cérebro, o que pode afetar a comunicação. Este cérebro mostra baixa sincronia de ondas lentas nos pares de pontos F3/F4, C3/C4 e Cz/Oz.

Figura 4.28 – Diagrama de cabeças com ilustrando as regiões de maior atividade do sinal neuronal nas diferentes frequências estudadas da participante P15 obtido em 21/06/2022 (mapeamento 2; depois de 11 sessões de psicoterapia). Painel superior apresenta dados absolutos (intensidade do sinal em microvolts) e painel inferior apresenta os dados relativos (em percentual).

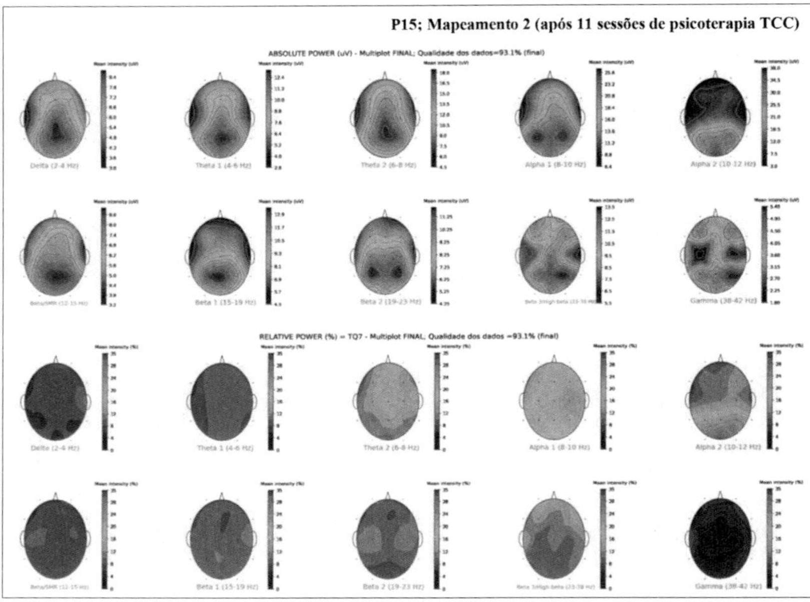

Fonte: o autor.

G. Padrões de ritmo sensório motor (SMR): O SMR deste participante está abaixo da meta de 10-12% no córtex sensório-motor, com os olhos abertos. Quanto mais baixos os níveis, mais provável será que os seguintes problemas estejam presentes: insônia no inicio do sono e hiperatividade física.

H. Padrões relacionados a problemas de sono: Este cérebro apresenta níveis baixos de SMR. Além disso, o quadrante posterior direito mostra sinais de atividade rápida incomum. O mapeamento mostrou que este cérebro não foi identificado como dominado por atividade de ondas rápidas nem dominado pelo espectro de frequência baixa. Entretanto, sinais de forte desaceleração em padrões Alfa foram encontrados o que poderia indicar quadros de sono não reparador.

A figura 4.28 apresenta diagrama de cabeças ilustrando as regiões de maior atividade do sinal neuronal nas diferentes frequências estudadas da participante P15 obtido em 21/06/2022 (mapeamento 2; após 11 sessões de psicoterapia na abordagem TCC). A descrição detalhada dessa figura é apresentada no texto referente à figura 2. Uma comparação visual entre as figuras 4.28 e 4.29 mostra que variações aconteceram nos padrões energéticos cerebrais entre esses dois mapeamentos. Uma análise detalhada do mapeamento 2 (e comparativa ao mapeamento 1), empregando a planilha Excel TQ7 Brain-Trainer, mostrou as seguintes variações nos tópicos avaliados:

A. Padrões de frequência: Ao contrário do mapeamento anterior que não evidenciou nenhum padrão de frequência dominante este mapeamento mostrou um cérebro dominado por ondas rápidas (que têm relação com o pensamento lógico/racional e processamento baseado na linguagem). A dominância desse padrão pode resultar em respostas estressantes, necessidade de controle, ansiedade, irritabilidade, distúrbios do sono e tendência em bloquear sentimentos. Outros padrões disfuncionais observados foram: <u>i) Frequência de pico global baixa:</u> Ao contrário do mapeamento anterior, não foi identificado esse padrão no presente mapeamento. Evidenciando uma melhora no sinal dos pontos F3 , F7, C3, Fz, Pz, Cz, T3, T5, P3, O1 e O2.

<u>ii) Razão Teta/Beta alta:</u> Foi observado uma melhora significativa no sinal dos pontos F3, C3, Fz, Cz e P3 e, ao contrário do mapeamento anterior, esse padrão não observado no presente mapeamento. <u>iii) Quadrante Direito Posterior</u>

Quente: Ao contrário do mapeamento anterior, não foi identificado esse padrão no presente mapeamento. Evidenciando uma melhora no sinal dos pontos em T6 e P4; iv) Frequência de pico de Beta muito alto: Assim como no mapeamento 1 foi observado esse padrão em todos os pontos do cérebro novamente; v) Razão Teta/Beta baixa: houve uma piora nesse quesito, mostrando agora esse padrão disfuncional em todos os pontos do cérebro

B. Padrões de Alfa: i) Localização: Nesse mapeamento identificamos uma piora na assimetria de Alfa. Foi observado um cérebro que apresenta padrões de assimetria de Alfa em F3/F4, F7/F8, C3/C4, T3/T4, T5/T6, P3/P4 e O2/O1. Esse padrão estaria associado com uma série de questões de humor e função executiva; ii) Responsividade: Observamos uma melhora no bloqueio de Alfa no ponto Oz (além de uma leve melhora em T6) e uma piora em P3 (além de uma leve piora em P4); iii) Dominância: Houve uma piora nos padrões de frequência de pico em Alfa abaixo do desejável nos pontos F3, F4 e C4 do hemisfério anterior. O mapeamento mostrou ainda a presença de picos de Alfa abaixo do desejado nos pontos T5 e T6 do hemisfério posterior, que não tinham sido observados no mapeamento anterior. Esse tipo de padrão estaria associado com níveis baixos de energia, memória de trabalho reduzida, perturbações no sono; iv) Sincronia: Observamos uma leve piora nesse quesito ao compararmos os 2 mapeamentos. O presente mapeamento mostrou uma baixa conectividade de Alfa foi encontrada em C3/C4. Isso é condizente com dificuldades em manter um estado tranquilo de consciência, com a habilidade de descansar entre (e durante) tarefas. Isso pode ser experimentado como fadiga. Também pode se correlacionar com problemas de aprendizado e de processamento sensorial na medida em que áreas do cérebro não compartilham informações de um modo suave

C. Padrões de Delta: Houve uma melhora nesse quesito e esse padrão disfuncional, anteriormente observado em Fz, Cz e T3, não é mais visto nesse mapeamento.

D. Linha média sagital: O presente mapeamento mostrou uma melhora nos padrões energéticos no giro cingulado e em Cz, o que poderia estar associado com uma diminuição das queixas sobre com capacidade reduzida de gerenciar emoções, baixa motivação, dificuldades com a triagem de estímulos e tomada de decisões, impulsividade física, baixo controle de relaxamento físico, problemas de manutenção do corpo e distração. Contudo ainda exibe uma baixa conectividade na rede modo padrão entre os pontos nas frequências de Alfa, Teta e Gama. Isto é associado a dificuldades para atingir a quietude, autoconsciência limitada e talvez fadiga.

E. Padrões de simetria: i) Inversões em Alfa (Dominância de Alfa no hemisfério esquerdo e/ou região frontal): Embora no mapeamento 1 não tenha sido identificado nenhuma inversão em Alfa, no presente mapeamento observamos uma dominância de Alfa no hemisfério esquerdo. Isso pode ter relação com humor deprimido, visão negativa da experiência, talvez com dificuldade no processamento da linguagem. Os seguintes pares de pontos mostraram esse padrão: F3/F4, F7/F8, C3/C4, T3/T4, T5/T6, P3/P4 e O2/O1; ii) Inversões em Beta (Dominância de Beta no hemisfério direito e/ou região posterior): O presente mapeamento não mostrou esse padrão disfuncional, exibindo assim uma boa melhora em relação ao mapeamento anterior, com uma possível redução das queixas de falta de atenção a estímulos exteriores, dificuldade em criar e manter rotinas, tendência para ter baixa de energia e sentimentos depressivos.

F. Padrões de conectividade: i) Sincronia excessiva: No mapeamento 1, o padrão disfuncional de sincronia alta em ondas rápidas foi observado no pontos O1/O2. No presente mapeamento, além de reiterar a presença dessa alta sincronia nesses pontos no córtex occipital, também foi observado esse padrão nos par de pontos F3/F4 (associado a rigidez mental ou obsessividade, talvez com ansiedade) e em P3/P4 (associado a relacionado com dificuldade de processamento ou extrema sensibilidade ao toque, dificuldade com o processamento matemático, problemas com a consciência de si no espaço físico); ii) Sincronia baixa: Apesar de haver uma melhora na sincronia de ondas lentas nos pontos F3/F4, o cérebro ainda apresenta baixa sincronia nos pares de pontos C3/C4 e Cz/Oz.

Figura 4.29 – Painel superior: Diagrama de cabeças ilustrando as diferenças no sinal neuronal nas diferentes frequências estudadas da participante P15 comparando-se os mapeamentos 1 e 2 (antes e depois da psicoterapia). Painel inferior: Espectrograma das diferenças no sinal neuronal nas diferentes frequências estudadas da participante P3 comparando-se os mapeamentos 1 e 2. Nessa figura mostramos em azul o valor médio obtido de um conjunto de duas medidas desse participante. As medidas individuais são apresentadas pelas linhas vermelhas mais finas. A faixa hachurada indica a região de incerteza da técnica. Regiões de maiores mudança estão destacadas pelas setas/elipses.

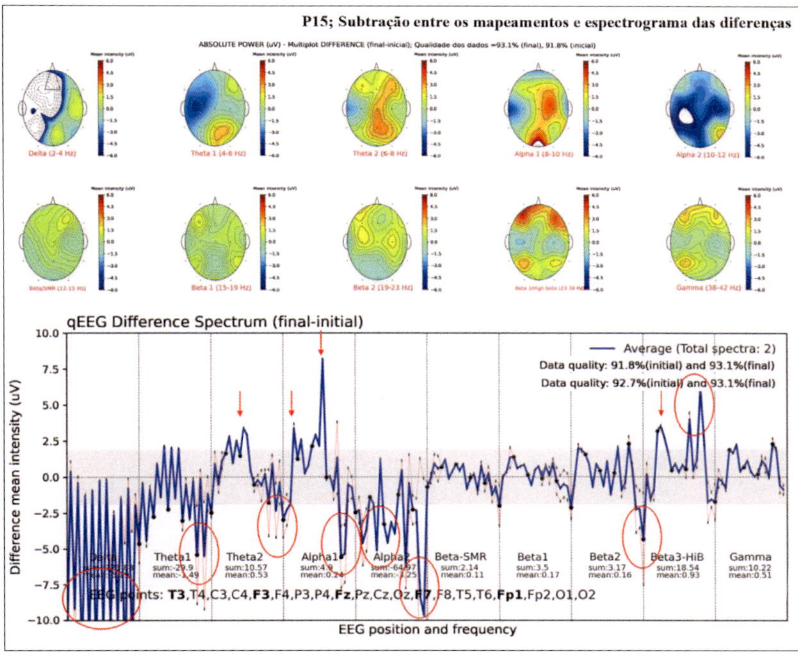

Fonte: o autor.

G. Padrões de ritmo sensório motor (SMR): Não houve alterações significativas.

H. Padrões relacionados a problemas de sono: Neste mapeamento, foi identificado um cérebro com atividade de ondas rápidas, o que pode estar associado a um padrão de sono leve. Comparado ao mapeamento anterior, este também não apresentou domínio do espectro de frequência baixa. Porém, foram encontrados sinais de desaceleração significativa nos padrões Alfa, o que pode estar relacionado a um quadro de sono não-reparador.

Na Figura 4.29 apresentamos o diagrama de cabeças (painel superior) e o espectrograma (painel inferior) das diferenças no sinal neuronal nas diferentes frequências estudadas da participante P15 comparando-se os mapeamentos 1 e 2 (antes e depois da psicoterapia). Observamos diversas mudanças no espectrograma da diferença entre os mapeamentos do participante P15. Por exemplo, na frequência Delta foi observado um grande decréscimo do sinal médio em vários pontos, principalmente nos pontos F3, P3, Fz e Cz. Também observamos um decréscimo no sinal médio em Alfa 2 (principalmente em C3, P3 e T5), em Teta 1 (principalmente em C3). Em Alfa1 observamos mudanças interessantes com destaque para um grande decréscimo em T3 e T4, Fp1 e Fp2 e um aumento do sinal em Oz. Na média, as ondas rápidas como Beta e Gama tiveram um aumento no sinal. Grandes aumentos pontuais foram observados em Beta3/HiB nos pontos Fp1, F8, F4 e F3.

Os principais resultados das análises dos questionários ilustrando as mudanças subjetivas reportadas pelo participante P15 após as 11 sessões de psicoterapia na abordagem TCC e mostrado na figura 4.30. O painel a apresenta as variações de diversos parâmetros quantificados pelo questionário Q1 (formulário CREP Brain-Trainer). O painel b apresenta as variações de nível de depressão e ansiedade, quantificados nos questionários Q2 (formulário PHQ-9) e Q3 (formulário GAD-7), respectivamente. O painel c apresenta o resultado da avaliação do tipo de personalidade referente ao questionário Q4 (formulário "16personalities"/MBTI) antes e depois dá psicoterapia.

A análise do questionário Q1 mostrou uma considerável diminuição nas queixas do participante, em todas as áreas investigadas (principalmente na depressão, medo, atenção e aprendizagem, perturbação física e dificuldades sociais) quando comparamos as resposta antes e depois da psicoterapia. A análise do questionário Q2 e Q3, específicos para depressão e ansiedade, indicaram uma grande diminuição do nível de depressão e ansiedade desse participante, embora os valores finais ainda estejam acima limite para queixas leves. Não foi possível avaliar as alterações no tipo de personalidade do participante após o processo psicoterapêutico, pois o dado do questionário Q4 do mapeamento 1 não estava disponível.

Figura 4.30 – Principais resultados das análises dos questionários ilustrando as mudanças subjetivas reportadas pelo participante P15 após as 11 sessões de psicoterapia na abordagem TCC. Painel a apresenta as variações de diversos parâmetros quantificados pelo questionário Q1 (formulário CREP Brain-Trainer). Painel b apresenta as variações de nível de depressão e ansiedade, quantificados nos questionários Q2 (formulário PHQ-9) e Q3 (formulário GAD-7), respectivamente. Painel c apresenta o resultado da avaliação do tipo de personalidade referente ao questionário Q4 (formulário "16personalities"/MBTI) antes e depois dá psicoterapia.

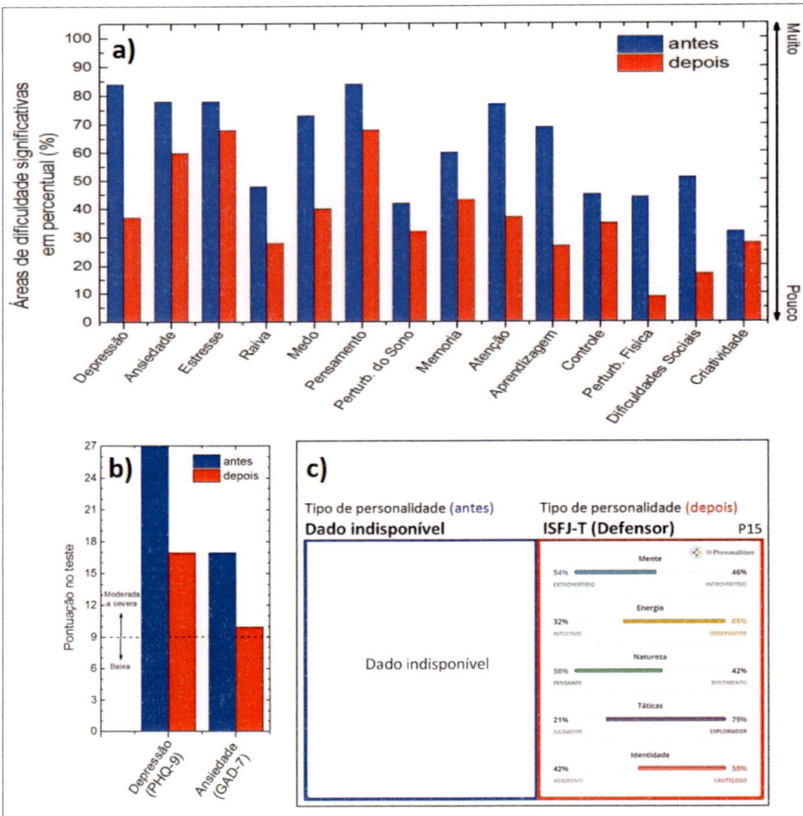

Fonte: o autor.

4.1.8 Análise geral do grupo pesquisa

A figura 4.31 apresenta a média dos espectrogramas da diferença do grupo pesquisa (7 participantes) como um todo comparando os mapeamentos cerebrais antes e depois de psicoterapia (cerca de 10 a 12 sessões) na abordagem da Terapia cognitivo comportamental (TCC). O valor médio do grupo é apresentado na curva azul e os valores individuais de cada participante em vermelho. Regiões de maiores mudança estão destacadas pelas setas/elipses. Observamos na figura que a média dos espectrogramas da diferença do grupo pesquisa, como um todo, apresentou um decréscimo do sinal médio em todas as frequências, com destaque para Delta (-1.36 mV), Alfa1 (-0.86 mV), Alfa 2 (-0.67 mV) e Beta3/HiB (-0.47 mV). As menores alterações do sinal médio do grupo ocorreram em Beta 1 e Beta 2. Alguns pontos apresentaram uma diminuição do sinal médio interessante, como por exemplo, os pontos Pz, Fp1 e Fp2 na frequência Alfa 1, os pontos C3, C4, O1 e O2 em Alfa2, o ponto T3 em Beta2 e os pontos T3, Oz e O2 em Beta 3-HiB. A diminuição do sinal de ondas rápidas disfuncionais como Beta 2 e Beta 3-HiB em alguns pontos pode ser um sinal de que a psicoterapia está ajudando a reduzir o estresse e a ansiedade nesses participantes, o que pode levar a um estado mental mais equilibrado.

Figura 4.31 - Média dos espectrogramas da diferença do grupo pesquisa (7 participantes) como um todo comparando os mapeamentos cerebrais antes e depois de psicoterapia na abordagem TCC (de 10 a 12 sessões). O valor médio do grupo é apresentado na curva azul e os valores individuais de cada participante em vermelho. Regiões de maiores mudança estão destacadas pelas setas/elipses. Ver detalhes no texto.

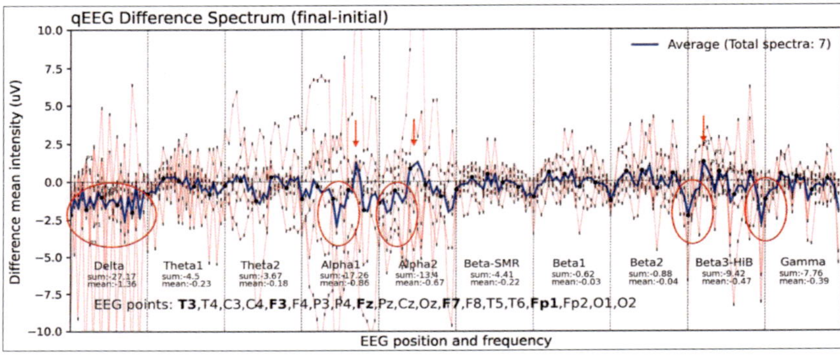

Fonte: o autor.

Por fim, os pontos que apresentaram um aumento do sinal médio foram: o ponto T5 em Alfa1, os pontos Fz e Pz em Alfa2 e o ponto F4 em Beta 3-HiB. O aumento do sinal médio nos pontos T5 em Alfa1, Fz e Pz em Alfa2 e F4 em Beta 3-HiB sugere que a psicoterapia ajudou a aumentar a atividade cerebral nestas áreas. Estas áreas são importantes para a regulação emocional, o que significa que a psicoterapia também pode ter ajudado a melhorar a regulação emocional dos participantes.

Lembremos aqui que o cérebro de cada participante tem um perfil de padrão energético característico e graus de plasticidade cerebral diferentes. Adicionalmente, cada participante possui uma questão psicológica e com intensidades diferentes a ser trabalhada (possuindo comprometimentos psíquicos diferentes). Dessa forma, a combinação dos dados cerebrais de todos os participantes desse grupo tão diverso em um único valor médio é feito apenas para fins didáticos. Contudo, ainda sim é possível versar sobre as principais variações observadas no conjunto de dados cerebral devido ao processo psicoterapêutico.

Figura 4.32 – Principais resultados das análises dos questionários ilustrando as mudanças subjetivas reportadas pelo grupo pesquisa como um todo (total 7 participantes) antes e após as sessões de psicoterapia na abordagem TCC. Painel a apresenta as variações de diversos parâmetros quantificados pelo questionário Q1 (formulário CREP Brain-Trainer). Painel b apresenta as variações de nível de depressão e ansiedade, quantificados nos questionários Q2 (formulário PHQ-9) e Q3 (formulário GAD-7), respectivamente.

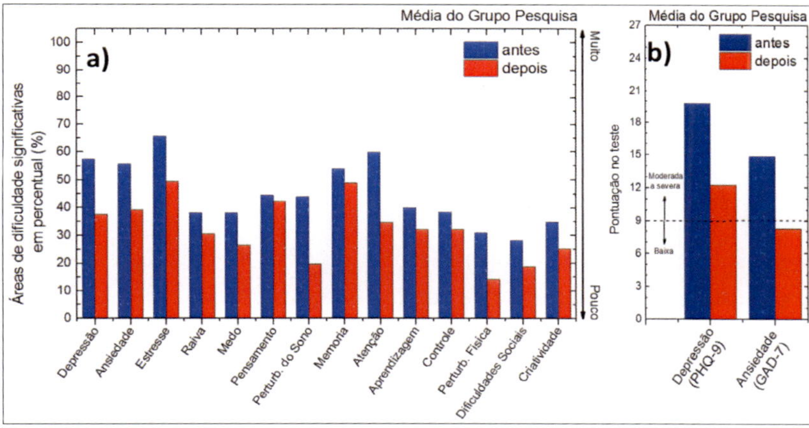

Fonte: o autor.

A figura 4.32 apresenta as variações das respostas dos questionários Q1, Q2 e Q3 do grupo pesquisa, como um todo (valor médio), que foram obtidos antes e após o processo psicoterapêutico. O painel a apresenta as variações de diversos parâmetros quantificados pelo questionário Q1 (formulário CREP Brain-Trainer). O painel b apresenta as variações de nível de depressão e ansiedade, quantificados nos questionários Q2 (formulário PHQ-9) e Q3 (formulário GAD-7), respectivamente. A análise do questionário Q1 mostrou uma considerável diminuição nas queixas dos participantes, em todas as áreas investigadas quando comparamos as resposta antes e depois da psicoterapia. A análise do questionário Q2 e Q3, específicos para depressão e ansiedade, indicaram uma grande diminuição do nível de depressão e ansiedade do grupo com um todo. Além disso, o nível de ansiedade do grupo que antes era classificado como moderado a alto depois da psicoterapia foi classificado como baixo.

Em relação às mudanças do tipo de personalidade (questionário Q4) devido ao processo psicoterapêutico, a análise geral a parir das respostas subjetivas dos seis participantes onde foi possível fazer um estudo da eventual variação mostrou que três deles (50%) tiveram modificações no tipo de personalidade (P3, P4 e P13). Cabe salientar que os participantes P3 e P4 usaram medicação com substâncias psicoativas durante o perdido e o P13 não usou medicamento algum. Os participantes P9, P12 e P14 não tiveram seu tipo de personalidade alertado durante o período. Por fim, observamos nesse estudo de avaliação subjetiva que a maioria dos participantes apresentou um decréscimo do caráter de introversão devido à psicoterapia (exceção de P14), além de um aumento no caráter de observador (exceção de P12).

Por fim destacamos que o participante P14 foi o que reportou a maior piora das queixas após o processo psicoterapêutico o que poderia estar associado ao psicólogo-estudante ou a intensidade do quadro psicológico do participante exigindo uma necessidade de psicoterapia por um período maior de tempo.

4.2 Grupo controle

Nessa seção apresentamos algumas medidas dos mapeamentos cerebrais feito dos participantes do grupo controle. O grupo controle foi constituído de sete mulheres de idades variadas entre 23 a 47 anos. Os mapeamentos cerebrais foram coletados, seguindo a mesma metodologia do grupo pesquisas, com intervalos de cerca de 1onze semanas. Essas medidas permitiram estimar o nível de incerteza da metodologia (associada ao nível de reprodutibilidade do sinal obtidos de medidas consecutivas de um mesmo participante) e também a confiança da técnica em relação a duas medições feitas com intervalo de aproximadamente onze semanas.

A figura 4.33 é utilizada para apresentar o nível de incerteza da metodológica (ou grau de reprodutibilidade de medidas consecutivas). No painel superior apresentamos um exemplo do diagrama de cabeças da diferença de sinal de duas medidas consecutivas de um participante típico do grupo controle. Os valores observados nos mapeamentos estão predominantemente na cor verde indicando que a diferença no sinal entre esses mapeamentos é perto de zero. No painel inferior apresentamos a média dos espectrogramas da diferença de seis medidas consecutivas de um participante típico do grupo controle. O valor médio do espectrograma das diferenças é apresentado na curva azul e os valores das diferenças entre pares de mapeamentos são mostradas em vermelho. A região hachurada horizontal próximo do centro da figura, que inclui as flutuações das medidas em torno do valor zero, indica a região de incerteza da técnica (± 2 microvolts).

Figura 4.33 – Figura para determinação da incerteza da metodológica. Painel superior: Exemplo do diagrama de cabeças da diferença de sinal de duas medidas consecutivas de um participante típico do grupo controle: Painel inferior: Média dos espectrogramas da diferença de 6 medidas consecutivas de um participante típico do grupo controle. O valor médio do espectrograma das diferenças é apresentado na curva azul e os valores das diferenças entre pares de mapeamentos são mostradas em vermelho. A região hachurada, que inclui as flutuações das medidas, indica a região de incerteza da técnica (± 2 microvolts).

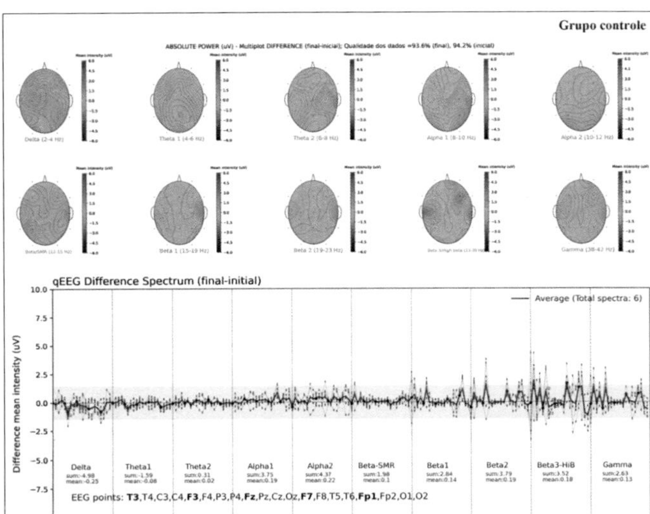

Fonte: o autor.

Um detalhamento de dois mapeamentos (chamado de mapeamento 1 e mapeamento 2, este ultimo coletado após 11 semanas em relação ao mapeamento1) de um participante típico do grupo controle é mostrado nas figuras 4.34 (mapeamento 1) e 4.35 (mapeamento 2). Em ambas as figuras o painel superior apresenta os dados absolutos (potência do sinal em microvolts). Em cada figura de cabeça apresentada representamos o mapeamento de certa frequência, sendo a cor vermelha indicando as regiões com maior intensidade do sinal neuronal e a cor azul as com menor sinal. No painel inferior da figura são apresentadas as figuras de cabeças com os dados relativos (% do total), similar a análise feita pela planilha Excel TQ7 Brain-Trainer.

Figura 4.34 – Diagrama de cabeças com ilustrando as regiões de maior atividade do sinal neuronal nas diferentes frequências estudadas da participante típico do grupo controle (C5) obtido em 08/04/2022 (mapeamento 1) . Painel superior apresenta dados absolutos (intensidade do sinal em microvolts) e painel inferior apresenta os dados relativos (em percentual).

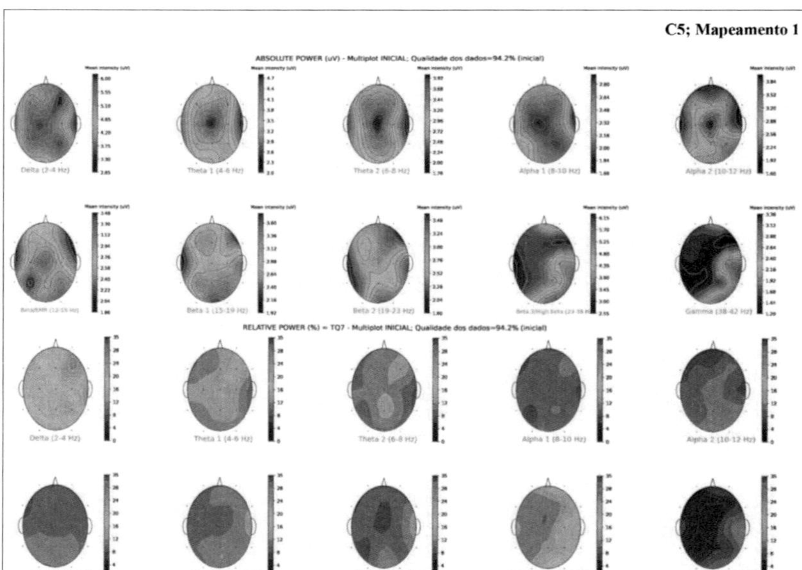

Fonte: o autor.

Na Figura 4.36 apresentamos o diagrama de cabeças (painel superior) e o espectrograma (painel inferior) das diferenças no sinal neuronal nas diferentes frequências estudadas de um participante típico do grupo controle (C5) comparando-se os mapeamentos 1 e 2 com intervalo de 11 semana entre eles. Observamos que o espectrograma apresta flutuações dentro da faixa de incerteza da metodologia. Uma variação pequena em Beta3/HiB nos pontos T3, F4 e P4 foi observada fora da faixa de incerteza, indicando uma pequena modificação nos padrões neuronais desse participante no período de 11 semanas. Contudo essa pequena flutuação no sinal também pode ser oriunda de uma interferência da rede elétrica (gerando um artefato de sinal em múltiplo semi-inteiro de 60 Hz).

Figura 4.35 – Diagrama de cabeças com ilustrando as regiões de maior atividade do sinal neuronal nas diferentes frequências estudadas da participante típico do grupo controle (C5) obtido em 26/06/2022 (mapeamento 2; 11 semanas após o mapeamento 1). Painel superior apresenta dados absolutos (intensidade do sinal em microvolts) e painel inferior apresenta os dados relativos (em percentual).

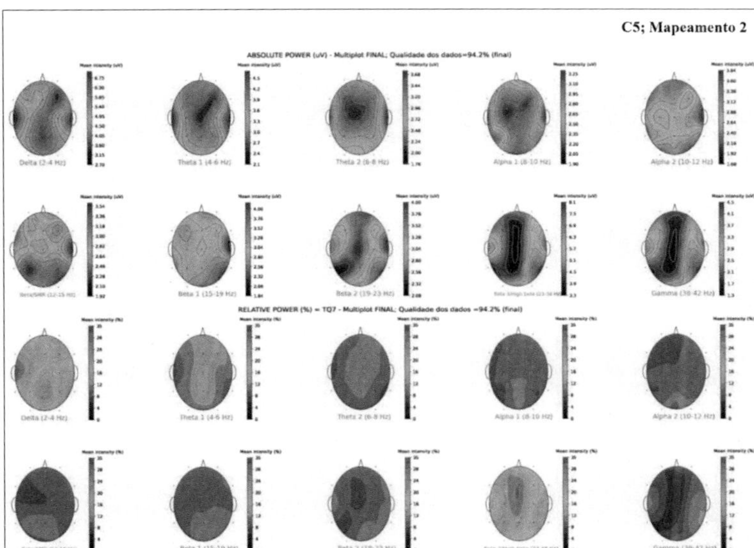

Fonte: O autor.

Figura 4.36 – Painel superior: Diagrama de cabeças ilustrando as diferenças no sinal neuronal nas diferentes frequências estudadas da participante C5 comparando-se os mapeamentos 1 e 2 (com intervalo de 11 semanas entre eles). Painel inferior: Espectrograma das diferenças no sinal neuronal nas diferentes frequências estudadas da participante C5 comparando-se os mapeamentos 1 e 2. A faixa hachurada indica a região de incerteza da técnica.

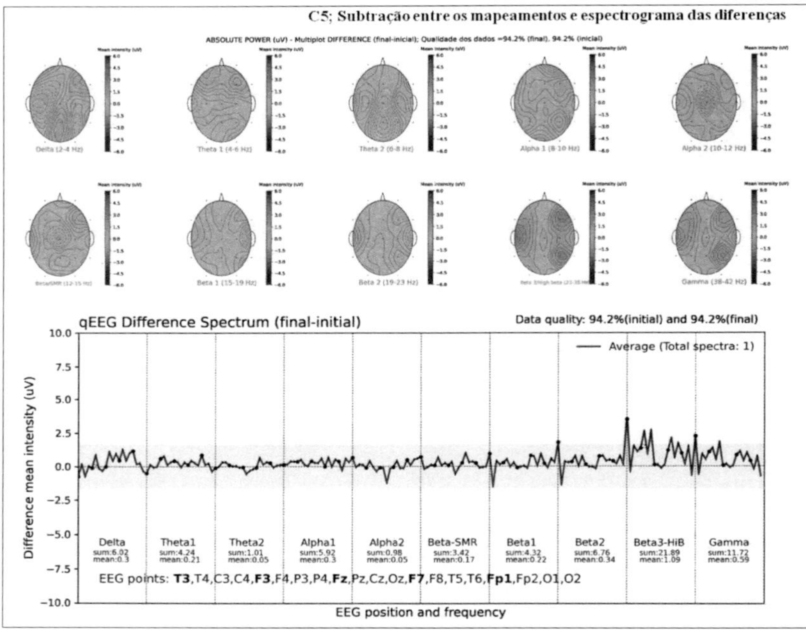

Fonte: o autor.

5

CONCLUSÃO

Apresentarei nesse capítulo final as principais conclusões desse estudo pioneiro sobre a influência da psicoterapia nos padrões energéticos cerebrais (modificações fisiológicas do cérebro).

O presente trabalho teve como objetivos verificar a hipótese de que existem alterações nos padrões de ondas cerebrais devido ao processo psicoterapêutico e que essas mudanças podem ser identificadas e quantificadas com um aparelho de eletroencefalograma quantitativo (qEEG) após os indivíduos realizarem uma certa quantidade de psicoterapia. Para tal tarefa foi realizado um estudo experimental sobre as alterações cerebrais em indivíduos que passaram pelo processo psicoterapêutico (12 sessões de TCC) comparando seus padrões energéticos cerebrais (frequência e amplitude das ondas), obtidos com a técnica de qEEG antes e depois da conclusão do processo psicoterapêutico proposto.

A tabela 5.1 apresenta, de forma comparativa, o nível de mudanças observada nos participantes, em relação aos mapeamentos cerebrais obtidos via qEEG (mudanças objetivas) e mudanças nas queixas e tipo de personalidade obtidas pelas respostas dos questionários (mudanças subjetivas). De forma geral os resultados desse trabalho mostraram que a psicoterapia além de promover mudanças na forma de significar o mundo e de significar os próprios pensamentos pode promover mudanças estruturais no cérebro (identificadas aqui via mudanças nos padrões energéticos cerebrais). Em alguns participantes as mudanças nos padrões energéticos cerebrais foram mais intensas do que em outros os que pode estar ligado com diferentes níveis de comprometimento psíquico, níveis de plasticidade cerebral, uso de medicamentos e a eficiência do processo psicoterapêutico em determinado caso.

A comparação entre os mapeamentos cerebrais dos participantes do grupo pesquisa mostrou variações interessantes em diversas faixas de frequência (não observadoas no grupo controle). Algumas mudanças tiveram um caráter mais generalista, observadas em vários participantes e outras mais individuais. Por exemplo, considerando o grupo pesquisa como um todo observamos que houve um decréscimo do sinal médio em todas as frequências, com destaque para Delta (-1.36 mV), Alfa1 (-0.86 mV), Alfa 2 (-0.67 mV) e Beta3/HiB (-0.47 mV). As menores alterações do sinal médio do grupo ocorreram em Beta1 e Beta2. Alguns pontos, em particular, apresentam uma diminuição do sinal médio, por exemplo, em Alfa1 os pontos Pz e Fp1 e Fp2, em Alfa2 os pontos C3, C4, O1 e O2, em Beta2 o ponto T3 e, em Beta3/HiB os pontos T3 e Oz e O2. Por fim, os pontos em destaque que apresentaram um aumento do sinal médio foram o ponto T5 (em Alfa1), os pontos Fz e Pz (em Alfa2) e o ponto F4 (em Beta3/HiB). Para maiores detalhes consultar novamente a figura 4. 31.

Um resultado preliminar interessante foi que observamos um indicio de mudança de dominância de Alfa para frequências maiores, ou seja, houve um leve aumento do pico da frequência de Alfa em alguns casos estudados o que indicaria que a psicoterapia estaria promovendo uma melhora na performance cognitiva. Quando a frequência de pico em alfa aumenta, o cérebro é capaz de processar informações mais rapidamente e de forma mais eficiente. Isso significa que o cérebro pode processar informações mais complexas e realizar tarefas cognitivas mais rapidamente (RATHEE *et al.*. 2020; ANGELAKIS *et al.*, 2007). No entanto, mais pesquisas são necessárias para confirmar esse achado promovido pela psicoterapia e isso será um dos alvos de nossa próxima investigação.

Tabela 5.1 – Resumo das análises dos participantes nesse trabalho (grupo pesquisa)

Código	Idade	Número de sessões psico-terapêuticas (TCC)	Info adicional /uso de medicamento	Nível de modificações no qEEG*	Nível de mudanças subjetivas (questionários)*
P3	24	11	Uso da medicação ritmoneuram RTM fito-terápico para dormir as vezes. Reportou um histórico de eventos traumáticos.	µµµ	µµµ Melhora parcial nas queixas; Tipo INTJ-T para ESTJ-T**
P4	42	12	Uso das medicações sertalina e rivotril (para dormir as vezes)	µµµ	µµµµµ Melhora nas queixas; Tipo ISFT-T para ISFP-T**
P9	21	12	Uso de fluoxetina. Reportou um histórico de eventos traumáticos.	µµµµ	µµµ Melhora parcial nas queixas; Tipo INFP-T
P12	47	10	Uso das medicações ácido valpróico e ami-triptilina (para ambos reportado o uso ape-nas na época do mapeamento 2)	µµµµµ	µµµµ Melhora nas queixas; Tipo ISFP-T
P13	20	11	Reportou um histórico de abuso.	µµµµ	µµµµµ Melhora nas queixas; Tipo ISFP-T para ISFJ-T**

Código	Idade	Número de sessões psico-terapêuticas (TCC)	Info adicional /uso de medicamento	Nível de modificações no qEEG*	Nível de mudanças subjetivas (questionários)*
P14	27	11	Reportou um histórico de ferimentos significativos na cabeça e atividade convulsiva.	μμμμμ	μμ Melhora parcial nas queixas; Houve piora em algumas queixas; Tipo ISFJ-T
P15	48	11	Uso das medicações fluoxetina e levozine. Reportou um histórico de atividade convulsiva e abusos e eventos traumáticos.	μμμμμ	μμμμ Melhora nas queixas; Tipo ISFJ-T***

* A quantidade de μ indica a intensidade da mudança observada (escala relativa: 0=nenhuma, 1=pouco, 2=algumas, 3 =várias, 5=muito)

** houve mudança no tipo de personalidade (questionário Q4)

*** Tipo de personalidade verificado apenas durante o mapeamento 2.

As análises dos questionários indicou que o grupo pesquisa apresentou melhora significativa nas áreas avaliadas nos questionário, principalmente ansiedade e perturbações de sono (ver figura 3.3). Em relação às mudanças do tipo de personalidade (questionário Q4) devido ao processo psicoterapêutico, a análise geral a parir das respostas subjetivas de 6 dos 7 participantes mostrou que 3 deles (50%) tiveram modificações no tipo de personalidade (P3, P4 e P13). Em um participante não foi possível fazer essa analise devido a ausência de dado referente ao questionário. Cabe salientar que os participantes P3 e P4 usaram medicação com substâncias psicoativas durante o perdido e o P13 não usou medicamento algum. Os participantes P9, P12 e P14 não tiveram seu tipo de personalidade alertado durante o período. Por fim, observamos nesse estudo de avaliação subjetiva que a maioria dos participantes apresentou um decréscimo do caráter de introversão devido a psicoterapia (exceção de P14) além de um aumento no caráter de observador (exceção de P12).

Por fim destacamos que o participante P14 foi o que reportou a maior piora das queixas após o processo psicoterapêutico. Fato que poderia estar associado aos seguintes pontos: i) pouca eficiência do psicólogo-estudante no processo terapêutico em si; ii) grande intensidade (complexidade) do quadro psicológico do participante exigindo uma necessidade de psicoterapia por um período maior de tempo; iii) pouco engajamento do participante ao processo terapêutico; iii) Presença de um fator externo estressante adicional acontecido no período, entre outros.

Um estudo adicional medindo-se os padrões energéticos cerebrais dos participantes do grupo pesquisa em diferentes momentos da psicoterapia (ex. após 10 semanas, após 20 semanas, após 30 semanas) complementaria o presente estudo. Além disso, estudos futuros envolvendo um grupo maior de participantes e separados por tipos de queixas ajudariam a aprofundar os achados desse trabalho. Acreditamos que um estudo futuro, especialmente projetado para monitorar as alterações nos padrões energéticos cerebrais (em conjunto com os questionários de avaliação subjetiva) de participantes do mesmo sexo com idades próximas e que apresentem uma mesma queixa (ex. ansiedade ou depressão) ao utilizarem processos psicoterapêuticos de diferentes abordagens (ex. TCC, Psicanálise, Fenomenologia, etc.) poderia fornecer informações valiosas sobre como as diferentes técnicas atuam no cérebro e também sobre sua eficácia ao longo do tempo.

O presente trabalho pioneiro abre as portas para a área de pesquisa em psicologia experimental / neurociências na Universidade do Vale do Paraíba (UNIVAP).

6

REFERÊNCIAS

ABHANG, Priyanka A.; GAWALI, Bharti; MEHROTRA, Suresh C. Introduction to EEG-and speech-based emotion recognition. Academic Press, 2016.

ASCOLI, G. A. The mind-brain relationship as a mathematical problem. *International Scholarly Research Notices.,* Article ID 261364, 2013. https://www.hindawi.com/journals/isrn/2013/261364/

ANDERSON C. W., STOLZ E. A., SHAMSUNDER S., Multivariate autoregressive models for classification of spontaneous electroencephalographic signals during mental tasks, *IEEE Transactions on Biomedical Engineering,* vol. 45, no. 3, pp. 277–286. 1998, https://ieeexplore.ieee.org/document/661153

ANDREOU C., *et al.* P300 in obsessive–compulsive disorder: source localization and the effects of treatment. *J. Psychiatr. Res. vol* 47, pp 1975–1983, 2013. http://dx.doi.org/10.1016/j.jpsychires.2013.09.003

ANGELAKIS, E. *et al.* EEG neurofeedback: a brief overview and an example of peak alpha frequency training for cognitive enhancement in the elderly. *The clinical neuropsychologist,* 21, 110-129, 2007. https://pubmed.ncbi.nlm.nih.gov/17366280/

BARRETT, L. F. The future of psychology: Connecting mind to brain. Perspectives on *psychological science,* 4(4), 326-339, 2009. https://doi.org/10.1111%2Fj.1745-6924.2009.01134.x

BEAR, Mark F.; CONNORS, Barry W.; PARADISO, Michael A. *Linguagem e Atenção. Neurociências–desvendando o sistema nervoso.* Porto Alegre: Artmed, 2ª ed. cap, v. 20, p. 638-675, 2006.

CLANCY, Robert. *Electroencephalography: Basic principles, clinical applications and related fields,* ed 2. Edited by Ernst N. F. Lopes da Silva Baltimore, Urban and Schwarzenberg, 1988.

CLANCY, Kevin J. et al. Transcranial stimulation of alpha oscillations up-regulates the default mode network. Proceedings of the National Academy of Sciences, v. 119, n. 1, p. e2110868119, 2022. https://www.pnas.org/doi/10.1073/pnas.2110868119

BECK, Judith S. 2013, *Terapia cognitivo-comportamental.* Artmed Editora.

BUCHHEIN A. *et al.* Changes in Prefrontal-Limbic Function in Major Depression after 15 Months of Long-Term Psychotherapy, *PLoS ONE,* 7(3), Article e33745, 2012. http://doi:10.1371/journal.pone.0033745

CALLEGARO, M. M; LANDEIRA-FERNANDEZ, J. Pesquisas em neurociência e suas implicações na prática psicoterápica. *Psicoterapias: abordagens atuais,* Eds: Cordioli A V.; Grevet E H. capítulo 47, p. 851-872, 2007.

http://patrimonio.uff.br/wp-content/uploads/sites/490/2019/06/Pesquisas-em-neuroci%C3%AAncia-callegaro_etal_2007.pdf

CAI, H. *et al.* A pervasive approach to EEG-based depression detection. *Complexity,* v. 2018, 2018. https://doi.org/10.1155/2018/5238028

CORDIOLI, Aristides Volpato; GREVET, Eugenio Horacio. *Psicoterapias-: Abordagens Atuais.* Artmed Editora, 2018.

COUTO, Y. J. A. *et al.* Efeito neurobiológico da psicoterapia: Uma revisão sistemática. *Revista da Universidade Vale do Rio Verde,* v. 11, n. 2, p. 455-461, 2013. http://periodicos.unincor.br/index.php/revistaunincor/article/view/1165_

DAMÁSIO, António. *E o cérebro criou o homem.* São Paulo: Companhia das Letras, v. 5, n. 2009.

DEMOS, John N. *Getting started with EEG neurofeedback.* WW Norton & Company, 2019.

DOIDGE, Norman. *O cérebro que se transforma.* Editora Record, 2018.

ELLUL, M. A. *et al.* Neurological associations of COVID-19. *The Lancet Neurology,* vol 19, p767-783, 2020. https://doi.org/10.1016/S1474-4422(20)30221-0

EVANS, James R. *et al. Introduction to quantitative EEG and neurofeedback: Advanced theory and applications.* Academic Press, 2009.

FITZGERALD, P.J.; WATSON, B. O. Gama oscillations as a biomarker for major depression: an emerging topic. Translational psychiatry, v. 8, n. 1, p. 1-7, 2018. https://www.nature.com/articles/s41398-018-0239-y

FRAGUAS Jr, R., *et al.* The detection of depression in medical setting: a study with PRIME-MD. *Journal of Affective Disorders,* vol 91(1), 11-17, 2006. https://doi.org/10.1016/j.jad.2005.12.003

FURMARK, T. *et al.* Common changes in cerebral blood flow in patients with social phobia treated with citalopram or cognitive-behavioral therapy. *Archives of general psychiatry,* v. 59, n. 5, p. 425-433, 2002. https://doi.org/10.1001/archpsyc.59.5.425

GLANNON, W. Neuromodulation and the mind-brain relation. Frontiers in Integrative *Neuroscience,* vol 9, 22. 2015. https://www.frontiersin.org/articles/10.3389/fnint.2015.00022/full

GLUCKSMAN, M. L. Freud's "Project": The Mind-Brain Connection Revisited. *Psychodynamic psychiatry,* 44(1), 69-90, 2016.

https://psycnet.apa.org/doi/10.1521/pdps.2016.44.1.69

GOLDAPPLE, K., *et al.* Modulation of cortical-limbic pathways in major depression: treatment-specific effects of cognitive behavior therapy. *Archives of general psychiatry,* 61(1), 34-41, 2004. https://doi.org/10.1001/archpsyc.61.1.34

GILLESPIE, A. K. *et al.* Apolipoprotein E4 causes age-dependent disruption of slow Gama oscillations during hippocampal sharp-wave ripples. *Neuron,* v. 90, n. 4, p. 740-751, 2016. https://doi.org/10.1016/j.neuron.2016.04.009

HARMONY T., FERNANDEZ T., SILVA J. *et al.* EEG delta activity: An indicator of attention to internal processing during performance of mental tasks, *International Journal of Psychophysiology,* vol. 24, no. 1-2, pp. 161–171, 1996. https://doi.org/10.1016/S0167-8760(96)00053-0

HALES, Robert E.; YUDOFSKY, Stuart C. *The American Psychiatric Publishing Textbook of Neuropsychiatry and Behavioral Neurosciences*, Fifth Edition (American Psychiatric Press Textbook of Neuropsychiatry). American Psychiatric Publishing, Inc. 2007.

HAYES, Steven C.; HOFMANN, Stefan G. *Terapia Cognitivo-Comportamental Baseada em Processos: Ciência e Competências Clínicas*. Artmed Editora, 2020.

HENRIQUES, J.B.; DAVIDSON, R.J. Left frontal hypoactivation in depression. *Journal of abnormal psychology*, v. 100, n. 4, p. 535-545, 1991. http://dx.doi.org/10.1037/0021-843X.100.4.535

HERRMANN, C. S.; DEMIRALP, Tamer. Human EEG gamma oscillations in neuropsychiatric disorders. Clinical neurophysiology, v. 116, n. 12, p. 2719-2733, 2005. https://pubmed.ncbi.nlm.nih.gov/16253555/

IACCARINO, Hannah F. *et al.* Gama frequency entrainment attenuates amyloid load and modifies microglia. *Nature*, v. 540, n. 7632, p. 230-235, 2016. https://doi.org/10.1038/nature20587

LENT, Roberto. *Neurociência da Mente e do Comportamento.* Rio de Janeiro: Guanabara Koogan, 2021.

LINDEN, D.E.J. How psychotherapy changes the brain–the contribution of functional neuroimaging. *Molecular Psychiatry*, v. 11, n. 6, p. 528-538, 2006. http://dx.doi.org/10.1038/sj.mp.4001816

LIANG, N.-Y. *et al.* Classification of mental tasks from EEG signals using extreme learning machine. *International journal of neural systems*, v. 16, n. 01, p. 29-38, 2006. https://doi.org/10.1142/s0129065706000482

MATEOS-APARICIO, P., RODRÍGUEZ-MORENO, A. (2019). The impact of studying brain plasticity. *Frontiers in cellular neuroscience*, vol. 13, pp 66, 2019. https://www.frontiersin.org/articles/10.3389/fncel.2019.00066/full

Mohagheghi, A., Amiri, S., Moghaddasi Bonab, N., Chalabianloo, G., Noorazar, S. G., Tabatabaei, S. M., & Farhang, S. (2017). A randomized trial of comparing the efficacy of two neurofeedback protocols for treatment of clinical and cognitive symptoms of ADHD: theta suppression/

beta enhancement and theta suppression/alpha enhancement. Biomed research international, 2017. https://www.ncbi.nlm.nih.gov/pmc/articles/PMC5340952/

MOREIRA-ALMEIDA, A.; ARAUJO, S.D.F.; CLONINGER, C.R.The presentation of the mind-brain problem in leading psychiatry journals. *Brazilian Journal of Psychiatry*, 40, 335-342. 2018 https://doi.org/10.1590/1516-4446-2017-2342

MILLAN, J. D. R. *et al.* A local neural classifier for the recognition of EEG patterns associated to mental tasks. IEEE transactions on neural networks, v. 13, n. 3, p. 678-686, 2002. https://doi.org/10.1109/tnn.2002.1000132

PILLING, Sergio; DE OLIVEIRA, Selma; de CARVALHO, Livia, 2022, *MUDANÇAS CEREBRAIS INDUZIDAS PELA PSICOTERAPIA: Quantificação das mudanças nos padrões energéticos cerebrais devido ao processo psicoterapêutico cognitivo comportamental utilizando eletroencefalografia quantitativa (qEEG)*. 2022. Projeto de graduação para obtenção do titulo de Bacharel em Psicologia na Universidade do Vale do Paraíba (UNIVAP), São Jose dos Campos-SP. Supervisão Dra. Christiana Villela de Andrade Strauss. 2022

PIZZAGALLI, D. A. *et al.* Resting anterior cingulate activity and abnormal responses to errors subjects with elevated depressive symptoms: A 128-channel EEG study. *Human brain mapping*, v. 27, n. 3, p. 185-201, 2006. https://pubmed.ncbi.nlm.nih.gov/16035102/

RASHID, M. *et al.* Current status, challenges, and possible solutions of EEG-based brain-computer interface: a comprehensive review. *Frontiers in neurorobotics*, v. 14, p. 25, 2020. https://doi.org/10.3389/fnbot.2020.00025

RATHEE, S. *et al.* Peak alpha frequency in relation to cognitive performance. *Journal of Neurosciences in Rural Practice*, 11, 416-419, 2020.

https://www.ncbi.nlm.nih.gov/pmc/articles/PMC7394609/

RIBAS, V. R.; RIBAS, R. M. G.; MARTINS, H. A. L. The learning curve in neurofeedback of Peter Van Deusen: a review article. *Dementia & neuropsychologia*, v. 10, p. 98-103, 2016. https://doi.org/10.12974/2313-1047.2016.03.02.3

RIBAS, V. R. *et al.* Pattern of anxiety, insecurity, fear, panic and/ or phobia observed by quantitative electroencephalography (QEEG). *Dementia & neuropsychologia,* v. 12, p. 264-271, 2018. https://doi.org/10.1590/1980-57642018dn12-030007

RIBEIRO, Henrique Salles. Ressonância Magnética e seu Funcionamento Mecânico para Gerar Imagens. 2018, Trabalho de graduação do curso de bacharelado em Engenharia Mecânica do Centro Universitário do Sul de Minas, orientação Prof. Hugo Viera, Varginha-MG, 2018. http://192.100.247.84/bitstream/prefix/588/1/TCC.pdf

SHERMAN, M. A. *et al. Neural mechanisms of transient neocortical Beta rhythms: Converging evidence from humans, computational modeling, monkeys, and mice.* Proceedings of the National Academy of Sciences, v. 113, n. 33, p. E4885-E4894, 2016. https://www.pnas.org/doi/10.1073/pnas.1604135113

THOMPSON, Michael; THOMPSON, Lynda. *The neurofeedback book: An introduction to basic concepts in applied pychophysiology.* Association for Applied Psychophysiology and Biofeedback, 2003.

THORSEN, A. L. *et al. Neuroimaging of psychotherapy for obsessive–compulsive disorder: A systematic review.* Psychiatry Research: Neuroimaging, v. 233, n. 3, p. 306-313, 2015. https://pubmed.ncbi.nlm.nih.gov/26228566/

VERRET, L. *et al. Inhibitory interneuron deficit links altered network activity and cognitive dysfunction in Alzheimer model.* Cell, v. 149, n. 3, p. 708-721, 2012. https://pubmed.ncbi.nlm.nih.gov/22541439/